医師の職分

次代を担う若手医師へ伝えたいこと

加藤誠
KATO MAKOTO

幻冬舎 MC

医師の職分

次代を担う若手医師へ伝えたいこと

はじめに

2020年初頭から世界規模で発生した新型コロナウイルス感染症のパンデミックは、この国の医療のあり方を改めて考えさせられる出来事でした。ワクチンや検査薬、治療薬の開発は欧米から後れを取り、また重症者数が急増すると「医療崩壊」あるいは「トリアージ」などという言葉が一般の人々の口にものぼるほどの事態となりました。未知のウイルスによる混乱は世界的なものでしたが、日本の人々が自分たちの国に漠然と抱いていた医療先進国というイメージが幻想だったことを思い知らされる結果となったのは間違いありません。このことを医療関係者一人ひとりが自分事として胸に刻み、この現状をより良いものに変えていくための努力をすべきではないかと私は考えています。

しかし自身の立場にあぐらをかき、努力を怠っていると言わざるを得ない医師が存在します。

本来、医師と患者は人として対等であり、人間同士、互いに尊重されるべきです。にもかかわらず、病気の専門家である医師と病気を診てもらう立場の患者の間には上下関係が存在しています。多くの医師は「先生」と呼ばれることを当然ととらえ自分が患者より上位であると勘違いし「気に入らなければよそへどうぞ」「私の言いつけを守らないと、良くならない」など、とかく〝上から目線〟で物を言いがちです。患者の多くもその関係を無意識のうちに受け入れてしまって、ついへりくだった言動になりやすく、一部の医師の慢心をさらに助長させてしまうということもあります。

医師が「治療してあげている」、患者が「治療してもらっている」という意識からともに抜け出せなければ、医師は治療に必要な患者の本音を聞き出すことができず、適切な治療が行えない恐れがあります。また、医師の側から患者に寄り添うことができず、傲慢《ごうまん》な態度で接していれば、患者は疾病以外に不要なストレスまで抱え込むことになり、かえって症状が悪化するということもあります。反対に、患者を自分と同じかけがえのない人として心から救いたいと思えば、現状とりうる治療法のみに甘んじることなく、新たな治療法を開発したり、自らの技量の向上に努めたりできるはずです。

私が医師になったのは今から35年前になります。当初は一般外科医として大学病院に勤務し、その後、主に乳がん診療にあたる乳腺外科医として独立しました。滋賀県の草津市で、県内初の乳腺クリニックを開業したのは44歳の頃です。以来、この20年間で５９００件以上の乳がん手術の実績を積み上げてきました。２０２０年には年間４００件の乳がん手術に達しており、日々、多くの人が来院しています。私のクリニックにおける乳がん患者の10年生存率は95・２％になります（２０２２年末集計解析）。

一人の医師として患者に向き合い、医師本来のあるべき姿を求め、常に患者の視点をもって治療のことを考え続けてきた結果です。

私のクリニックを多くの人が訪れてくれる理由は、乳がん手術の実績だけではなく、医業を「究極のサービス業」ととらえ、患者に対する懇切丁寧なサービスの提供に徹してきたからではないかと考えます。例えば、乳がん手術の際に傷痕が目立たず、その人本来の乳房のシルエットが維持できる「乳腺内視鏡手術」を私がほかの医師に先駆けて開発したのは、患者の要望に応え、その心情に寄り添おうと考えたからです。また、抗がん剤投与前から頭皮を冷却し、血流を低下させることで、脱毛の予防と脱毛後の回復を早める頭皮冷却装置を導入したのも同様です。抗がん剤治療の副作用による脱毛を、「がんを治すのだから仕方がない」と突き放すのではなく、少しでも軽くして心の支えにしてほしかったからです。患者のためにできることはなんでもするという精神で、「先生」ではなく一人の人間として今日まで医療の提供に努めてきました。

本書では、医師と患者との関係をもう一度見つめ直し、「医師としてあるべき姿」とは何かを改めて提言します。クリニックを運営するうえでの考え方や専門である乳がん治療の最新技術などについても触れています。本書が契機となり、今後より良い医療があらゆる現場で実践されていくことを願ってやみません。

「ダビデ王の手紙を手にしたバテシバの水浴」
1654年 レンブラント・ファン・レイン　ルーヴル美術館所蔵

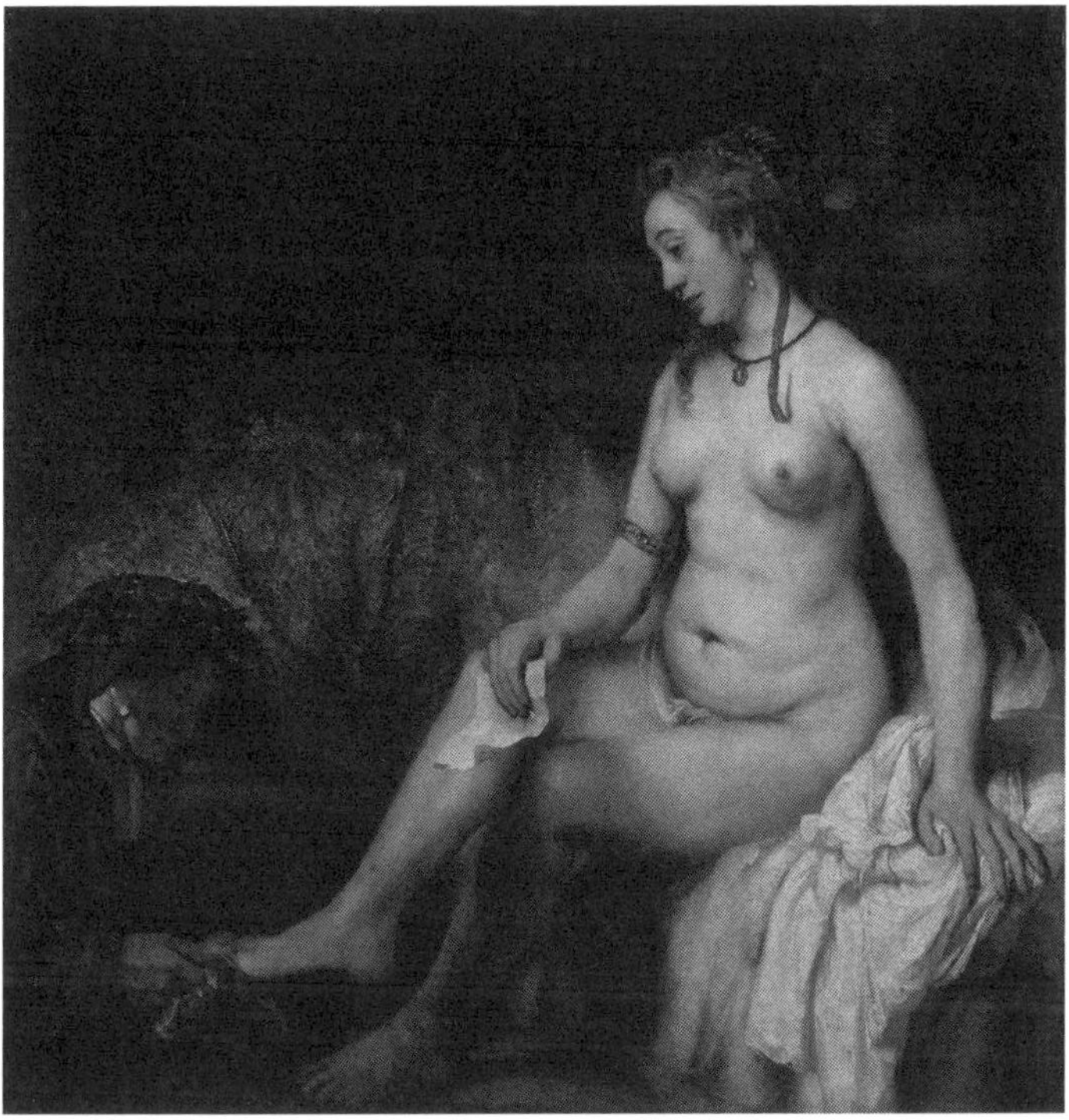

世界で初めて乳がんが描写されたとされるレンブラントの絵（左乳房に内出血を伴う乳房の変形が見てとれる）

目次

第1章 日本はなぜ医療〝後進国〟に成り下がったのか――

第2章

「医師は先生にあらず」 おごらず同じ目線に立ち、一人ひとりの患者に寄り添う

第3章
「クリニック経営は究極のサービス業」
ビジネスの視点なくして必要とされるクリニックにはならない

第4章 「マニュアル主義の診療から脱却せよ」ガイドラインに準拠することの是非を問う

第5章
若き医師に告ぐ——
時代は変われど、医師の本質は変わらない

序章

ある乳がん患者の死から始まった私の医師人生
30年の年月を経て思う、これからの医師のあり方

私はなぜ乳がん専門の外科医になったのか

28年たっても、いまだに脳裏に焼き付いて離れない鮮烈な一場面があります。

1996年5月1日、私は済生会滋賀県病院の外科医長として、外来患者の診療にあたっていました。ゴールデンウィークの真っただ中のせいか、外来患者の数はいつになく少なかったように記憶しています。

正規の診療時間が終わる午後5時過ぎ、私の診察室にある院内電話が鳴りました。なにげなく受話器を取った私の耳に、病棟看護師の切迫した声が飛び込んできます。

「加藤先生、9階XXX号室のSさんの脈が取れません！」

その瞬間、「ついに来てしまったか！」と、私は腹をくくりました。

「すぐに準備をして！」

私は電話口で看護師にそう指示を伝えると、待合室に残っている外来患者の診察を同じ外科のA先生に任せ、入院病棟へ急ぎました。

私はその年の3月に京都府立医科大学の高橋俊雄教室で大学院の博士課程を修了し、4月にこの病院に着任したばかりでした。Sさんは、4月から私が新たに主治医を担当するようになったステージ4の乳がん患者です。まだ35歳の若さでしたが、彼女の乳がんは再発であり、前年の11月にこの病院に転院してきた時点で、すでに肺、肝臓、リンパ節へのがん転移が認められました。前任者の診断は余命3カ月。こんな言い方はできればしたくはないのですが、いわば手の施しようのない状態でした。当時、がんの再発した患者はもはや完治の見込みがないと考えられていて、「がん再発患者にはキュア（治療）よりケア（世話）をすべし」が医療の常識でした。私たち医師にできることは、患者の痛みや不安を取り除いてあげることくらいです。今でいうところの、いわゆる「緩和ケア」しか、してあげられる処置はありませんでした。

それでも、Sさんの容態はずっと小康を保っていました。当時の慣例で、本人に「がんの再発」は告知しておらず、「がんの後遺症による重度の乳腺炎」と伝えていたので、精神状態も比較的安定していました。本人には相当の痛みや倦怠《けんたい》感があったはずですが、私たち医療スタッフに対しては気丈に振る舞い、時に明るい笑顔を見せることさえありました。彼女には小学校低学年くらいの娘さんがいて、体調がいいときには、見舞いに来た娘さんに絵本の読み聞かせをしたり、一緒にあやとりしたりする光景をたびたび目にしていました。そんなSさんの容態が急変したというのです。

9階の病室に駆けつけると、Sさんの家族はまだ到着しておらず、若い看護師がSさんの上半身に馬乗りになって心臓マッサージを続けていました。しかし、生体情報モニターのアラームは鳴りっぱなしで、心電図の波形はフラットのまま……。看護師に代わって私も10分以上心臓マッサージを続けましたが、それでも、Sさんの心臓は脈動を再開しません。

Sさんの家族が到着しました。ご主人と小学生の娘さんです。私がそれまでの経緯を説明すると、ただ一人Sさんの余命を告げられていたご主人は、「どうか、このまま逝かせてやってください」と、蘇生措置は望まない旨を告げました。私も、Sさんはこれまで十分がんばったのだから、静かに逝かせてあげたいと思い、この時点で死亡を確認することにしました。

手首で脈を取り、聴診器で心音、呼吸音を聴き、ペンライトで瞳孔散大を確認し、最後に腕時計を見ると、確か午後7時頃だったと記憶しています。私は居住まいを正し、Sさんの夫と娘さんに「○時○分、ご臨終です」と伝えましたが、「ご臨終」は娘さんには難しい言い方だったと気づき、すぐに「お亡くなりになりました」と言い直しました。すると、それまで無言で立っていた娘さんが突然Sさんの亡きがらにしがみつき、「お母ちゃん！」と号泣し始めたのです。「ママ」でも「お母さん」でもなく、当時すでに珍しい言い方だった「お母ちゃん」と呼びかけたことが今でも強く印象に残っています。

その光景を目にした私は、まさに胸がふさがる思いでした。今、あの時の様子を思い出すだけで、胸がいっぱいになります。私は今日まで60年以上生きてきましたが、あんなにつらく悲しく切ない泣き声を聞いたのは、あとにも先にもあの時だけです。

その後私は、済生会病院で8年間、がん外科と三次救命救急の現場に携わり、20代半ばで婚約者を残して旅立つスキルス胃がんの若者や、凄惨な交通事故で亡くなる人など、多くの「悲惨で無慈悲な死」に立ち会ってきました。しかし、あのSさんが亡くなったときほど、心を揺さぶられた経験はありません。Sさんとその家族、特に娘さんにとって、Sさんの乳がん死は正真正銘の悲劇であり、医師として、こんな悲劇に見舞われる人を一人でも減らさなければならないと、心の底から強く思いました。

その当時、乳がんは今ほどポピュラーな「がん」ではなく、「がん」といえば胃がん、肺がん、大腸がんがメジャーな存在でした。そのため、部位別にがんの専門家を目指すなら、やはり胃がん、肺がん、大腸がんを対象とするのが一般的でした。しかし、それらのがんに人が罹患《りかん》するのは、たいてい壮年期以降です。いってみれば、人生の半ばを過ぎた人たちが大半を占めます。ところが、Sさんの例でも分かるとおり、乳がんは比較的若い年齢でも罹患し、時に幼い子どもから最愛の母親を奪う病気となります。そんな不憫《ふびん》な子どもを一人でも減らしたい。そのためには、私自身が乳がん専門の外科医となり、乳がん治療に生涯を捧げようと決意しました。

私が乳がん専門医を志した理由はもう一つあります。それは、自慢話になるので少し気が引けるのですが、乳がんを視触診で発見する自分の技術と感性に絶対の自信を持っているからです。

そんな自分自身の特技に気づいたのは、済生会病院に着任して間もない頃です。

当時は一般外科として、あらゆる部位のがんを診ていたのですが、私は医局でも一番の若手だったせいか、乳がんの集団検診にしばしば駆り出されました。当時はまだマンモグラフィ（=乳房専用のX線撮影）は使われておらず、視触診のみの検診でしたが、それでも100人ほどを担当するうち、毎回必ず、数人の早期乳がんを発見していました。言葉ではうまくいえないのですが、早期の乳がんを発見するのにはある種のコツとセンスが必要です。要は、ごくごく小さな、まだ「しこり」とまでもいえないほどのかすかな異物感を鋭敏に感じ取れるかどうかです。どうやら私は、その独特の感覚を生まれながらに持っているようなのです。

乳がんの場合、患者本人が自己触診でがんを見つけられるのは、がんの大きさが2〜3センチになってからが多いです。マンモグラフィでも5ミリ以下のがんを見つけるのはかなり珍しいといえます。しかし私は、視触診でわずか2ミリの乳がんを見つけることもたびたびありました。がんという病気は早期に発見すればするほど、さまざまな治療法が選択できるので、治癒率も生存率も格段に高まります。だとすれば、自分のこの技術はぜひとも、患者のために役立てるべきだと考えました。私の視触診で患者の乳がんを早期発見できれば、母親を亡くすかわいそうな子どもを一人でも減らすことができるはずです。

世界で初めて乳腺内視鏡手術を開発する

「乳がん専門の外科医になろう」と方向性を決めたものの、当時私は済生会病院の一般外科に所属する勤務医であり、乳がん患者を専門に診られるわけではありませんでした。一般外科ですから、乳がんに限らず胃がん、大腸がん、食道がん、膵臓がん、肝臓がんなどの手術をすることもあれば、交通事故などで外傷を負った患者を診ることもあります。また、当時その病院では「救命救急」の部門が独立していなかったため、若手の外科医だった私は交替で救命救急の現場にも携わりました。済生会滋賀県病院は地域の第三次救急病院に指定されており、一次救急、二次救急では対応が難しい、生命の危険のある重症患者を24時間受け入れていたため、救命救急の現場はまさに〝戦場〟でした。だからこそ、私の医療技術は強靱《きょうじん》なまでに鍛えられたといえます。

ともあれ、私は乳がんを発見する技術にたけていたので、それが患者たちの間で話題になり、その口コミによって、徐々に乳がんを疑う患者の受診が増えていきました。当時、その病院に一般外科医は5人いましたが、乳がんの疑いのある患者は私が優先して診ることになっていきました。それで私も、空き時間を使って乳がんの治療法に関する研究を独学で始めました。そうやって乳がんに特別の関心を抱いて間もなく、私は世界初となる乳腺内視鏡手術の方法を開発します。1996年8月のことでした。

私が医師になった1980年代後半、乳がんの外科手術では、乳房の全摘出が一般的でした。たとえ直径1センチの小さながんでも、がん細胞が乳腺全体に飛び散っている危険性があるので、がんの見つかったほうの乳房を丸ごと切除していたのです。

そうした手術法に革命をもたらしたのが、京都大学の児玉　宏先生でした。児玉先生は京都大学医学部附属病院で長らく乳腺外来を担当し、1979年に日本初の乳がん・乳腺専門医療機関「児玉外科」を開業しました。その後1988年に「胸筋温存乳癌根治手術」という、がん細胞だけを切除して乳房を温存する手術法を初めて開発しました。もちろん、がんの大きさによっては全摘出するほうが望ましいこともありますが、そこまでがんが大きくなければ、乳房を温存することもできるようになったのです。

それまで、乳がんに罹患した女性は乳房を失うのが当たり前だと考えられていました。乳房は女性の象徴でもあります。それを乳がん手術で全摘されることは、乳がんの患者にとって精神的にも大きなストレスになっていました。そのストレスから患者を解放したことは、児玉先生の大きな功績だと思います。

そこで私は、尊敬する児玉先生の手術法を一歩進めようと考えました。


児玉先生の術法は、まず乳輪部にメスを入れ、そのまま腋窩《えきか》（脇の下のくぼんだところ）まで切り上げるというものでした。そうやってがんを露出させてからがん細胞のみ切除し、そのあとで傷口を縫合していたのです。こうすれば、確かに乳房は温存できますが、それでも胸から脇にかけて15センチ程度の傷痕が残り、時にはひきつれが発生することもあります。乳房はやはり女性にとって大切な部位ですから、乳がんの手術でも、できるだけ傷痕が残らないようにしてあげたい。そこで思いついたのは、内視鏡を使う方法です。

そもそも、胃カメラやファイバースコープなどの内視鏡は、患者の体内や臓器内を観察・診断するための医療器具でした。それが手術にも用いられるようになったのは１９９０年代からです。私が済生会病院に勤務し始めた１９９６年頃は、内視鏡を使った胆のう摘出術に対する腹腔鏡手術がちょうど主流になりつつありました。

例えば、胃がんの摘出手術の場合、従来は開腹してがんを露出させてから切除していました。ところが、腹腔鏡手術を行えば、直径5〜10ミリ程度の穴をいくつか開けるだけでがんを切除できるため、患者の身体への負担が大幅に低減されます。傷口の癒着はほとんど起こらず、回復が早く、結果的に入院期間を短くできるため、早期の社会復帰も可能になります。手術した傷痕もほとんど分かりません。つまり、内視鏡手術は患者にとって〝いいことずくめ〟なのです。

乳がんの摘出手術も、腹腔鏡手術と基本的な手順は同じです。乳輪部を切開するのは従来の術式どおりですが、そこから内視鏡と遠隔操作できるメスを入れ、乳房内にトンネルを作る形でがんの病巣までたどり着き、がん細胞のみ切除するというものです。この方法は、ある日自宅で入浴している時に思いつきました。

早速、内外の研究論文に当たってみると、アメリカの形成外科医が額の皮下腫瘍に対して行った内視鏡手術の例を発見しました。この外科医は、頭皮の部分に皮膚切開を行い、そこから額まで皮下空隙のワークスペースを形成し、内視鏡とメスを通して腫瘍を除去していたのです。そこで、私も上司の許可を得て、さらに患者の同意を取り付けたうえで、実験的に乳がんの内視鏡手術を実施したところ、最初から非常にうまくいきました。私自身、生まれつき手先が器用だったことも奏功したと思われます。この新たな手術法にもすぐに習熟することができました。乳輪に沿って数センチメスを入れるだけなので、患者本人が乳がん手術を受けたことを忘れてしまえるほど傷痕もほとんど目立ちません。実際、私の内視鏡手術を受けた患者たちからは大いに感謝されました。

乳房ＭＲＩ検査の簡易技法を開発する

済生会病院時代、私は乳がん治療に関して新たなアイデアをもう一つ実現させました。簡易的に乳房ＭＲＩ検査を実施する方法です。

ＭＲＩ（Magnetic Resonance Imaging）検査では、強力な磁石と電波で磁場を発生させたうえで、患者の身体の部位に一定の周波数の電波を当てることで、見たい部位の内部を画像化します。この検査を実現するには、強力な磁場を発生させるだけでなく、患者の見たい部位に「コイル」と呼ばれる専用の器具を装着・

固定しなければなりません。今日、乳房ＭＲＩは乳がんを発見するのにきわめて有効な技法ですが、私が勤務医だった１９９０年代後半は、「乳がんをＭＲＩで検査する」という発想自体が医療界にありませんでした。そのため、現在のような乳房に装着する形のコイルはまだ開発されておらず、ＭＲＩ検査をしたくてもできない状態だったのです。

そこで私は、放射線科のスタッフと一緒に知恵を絞り、整形外科で使われている脊椎コイルを患者の胸部に巻くことで、乳房のＭＲＩ画像が撮影できることを発見しました。その画像は、今日の乳房専用コイルを用いたときほど鮮明なものではありませんでしたが、乳がんの質的診断（腫瘍が良性か悪性かの診断）と広がり診断（どの範囲まで浸潤しているか）をするには十分に有効なものでした。乳がん診断に有効なＭＲＩ画像の撮影に成功したのは、私たちのチームが日本初だったのではないかと思います。その技法と診断結果については、私が積極的に動いて、日本癌学会をはじめ多くの学会や研究機関に発表しました。

こうして、乳腺内視鏡手術の技法や乳房ＭＲＩの技法を開発して以降、その事実が患者の間で口コミで広がったのか、私に診断してほしいという乳がんの患者

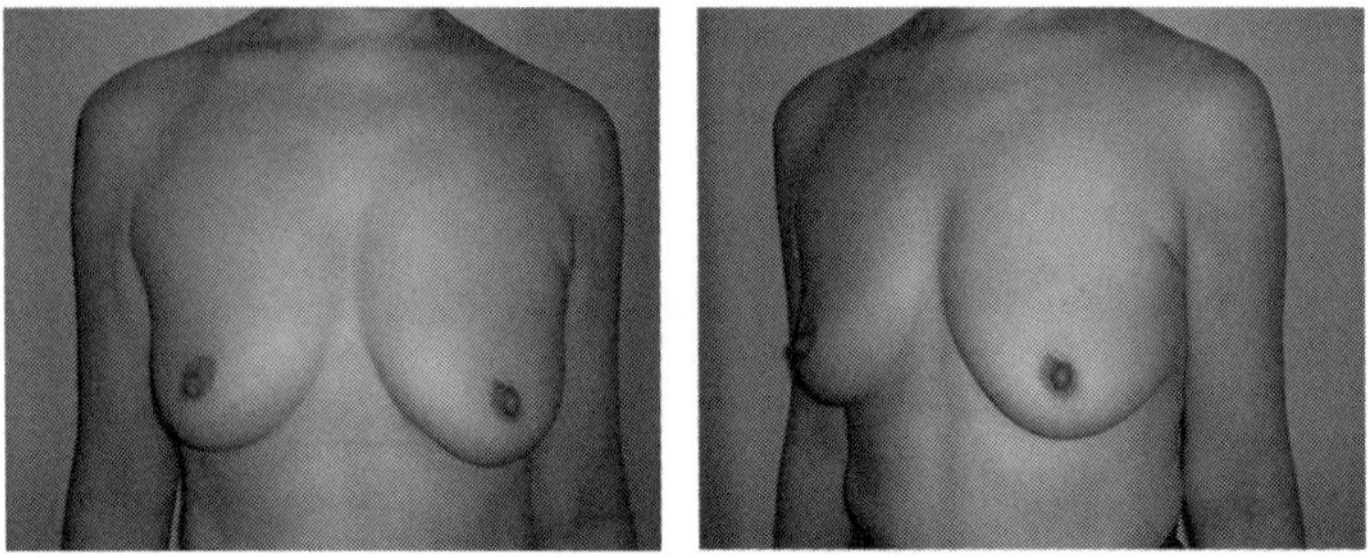

DCIS（非浸潤性乳管がん）に対する内視鏡補助下乳がん手術
（左）術前　（右）術後7年後

が急増しました。その前年まで、済生会病院で行う乳がん手術は年間10件ほどでしたが、私が着任してからの８年で年間80件にまで増えたのです。こうした患者数の増加を受け、病院でも「乳腺胸部外科」という新たな診療科を開設し、２００１年には私がその乳腺胸部外科部長に就くことになります。のちに、済生会病院の院長から、「加藤先生の乳腺胸部外科のおかげで、それまで赤字経営だった病院全体が黒字に転じたんだよ」と褒められ、とてもうれしかったことを昨日のことのように思い出します。

ちなみに、乳がん外科手術の進歩はさらに続きます。日本外科学会の内部組織として、私を含め、日本乳腺内視鏡手術研究会が発足したのが１９９７年のことでした。当時は私も盛んに論文を発表し、韓国など外国でも私の例にならって乳腺内視鏡手術が行われるようになり、技術はさらに発展していきました。

その後、乳がんは皮下組織の比較的浅い部位にあるため、新たに開発された強力なヘッドライトを医師が装着して手術に臨めば、必ずしも内視鏡に頼らなくてもきれいに手術できるようにもなりました。

乳がん手術に関する人々の意識が大きく変化したのは、２０１３年です。乳がん手術で乳房を全摘出した患者に対して、それまで豊胸手術（保険適用外）にのみ使われていたシリコン製人工乳房（インプラント）による乳房再建手術が、通常の保険診療で行えるようになったからです。それまでは、乳房にできるだけ傷をつけないように手術が行われてきたのですが、インプラントによる乳房再建手術が保険適用になってからは、「むしろ再建手術のほうが美しいバストラインを作れる」と考える人も出てきました。現在では、40年前のように、乳房の全摘出を選択する医師が増えてきているようです。

滋賀県で乳腺クリニックを開業

京都府立医科大学大学院を修了した私は、着任した済生会病院に結局8年間在職しました。最終的には救急部と乳腺胸部外科部の部長を兼任することになりましたが、この病院に勤務していても、私が理想として掲げている医療は提供できないと分かり、2001年頃から、将来的に独立開業を目指そうと考えました。大学と大学院で14年間医学を学び、さらに地域の中核病院で8年間最前線の医療に携わった経験から、私には自分の理想とする医師の形が少しずつ見えてきていました。

1つ目は医師という職業には、知性、品性、感性、人間性の4つが重要であるということ、そして2つ目は、医師は役所や製薬会社のほうを向いて仕事するのではなく、患者と正面から向き合い、あくまでも患者目線で医療を提供すべきだということです。

3つ目は医療は究極のサービス業であること、4つ目は医療にはサイエンスの要素と同時にアートの要素も必要だということ、最後に医師はスペシャリストになる前にジェネラリストであるべきだということです。

これらを自らの行動規範に掲げ、一人でも多くの乳がん患者を救うことが、私の生涯をかけてのテーマだと考えました。しかし、地方病院の勤務医を続けていては、私が理想とする医療は実現しそうもありません。なぜなら、医療を究極のサービス業ととらえ、真に患者本人に寄り添う医療を提供していくためには、私自身が医療機関のトップに立ち、経営と運営を自らコントロールする必要があるからです。だとすれば、私自身が全権を掌握できる自分のクリニックを開業するしかありません。

また、このままこの病院にいては、自分の乳がん治療の技術を患者のために十分役立てられないとも感じていました。１９９６年に乳腺内視鏡手術の技法を開発して以降、患者が急増したのですが、勤務シフトの関係で、私は乳腺外来を週に2回しか担当できず、診察を希望するすべての患者を診ることができていませんでした。もしも自分のクリニックを開業すれば、休診日を除く週6日をフルに外来診療に充てることができます。

こうして独立開業の意志を固めた私は、およそ1年間かけて内密に準備を進め、2003年4月、自身のクリニックを滋賀県草津市に開業しました。三重県出身の私がここを開業の地に選んだのは、勤務していた済生会病院からほど近く、病院で私が担当していた患者たちにとっても、ここなら通院しやすいのではないかと考えたからです。

済生会病院を退職するときには一抹の心苦しさもあったのですが、幸いなことに、スタッフ全員が私を笑顔で送り出してくれました。病院で私が診ていた患者たちも引き続き私のクリニックで診療してよいことになり、私自身すがすがしい気持ちで新たな門出を迎えることができたのです。

厚生労働大臣にマンモグラフィ検診を直訴する

このようにして私はクリニックを立ち上げ、30年にわたり、乳がんの早期発見・早期診断・早期治療でわが国の乳がん対策に私なりに関わってきたつもりですが、実は今日の乳がん検診の主流となっているマンモグラフィ検診についても、個人的な思い出があります。

私のクリニックは2003年の開業ですが、その当時、個人のクリニックに臓器の名称を付けることは厚生労働省からのお達しにより禁止されていました。しかし私としては、クリニックとしての特徴を明確に打ち出すために、ぜひとも「乳腺」の二文字を入れたいと考えていました。そこで、「乳腺クリニック」という名称をなんとか認めてもらえないか、当時の厚生労働大臣に直談判してみようと思い立ったのです。

2003年、内閣総理大臣は小泉純一郎さんで、厚生労働大臣は坂口 力さんでした。

実は、坂口 力代議士とは個人的なつながりがありました。私も坂口大臣も出身は現在の三重県津市で、私の伯父（倉田三四郎）が坂口大臣の後援会長を務めていたのです。そこで、伯父の名前を出し、坂口大臣に面会を申し込むと、厚生労働大臣としてではなく、個人としてなら喜んで会ってもいいという回答でした。

2003年、私はJR津駅前のホテルで坂口大臣とお会いしました。その際、私の持ち込んだ相談事（議題）は次の2つです。1つが、私のクリニックの名称に「乳腺」の二文字を付けることはできないか、ということ、そしてもう1つが、わが国の乳がん検診にマンモグラフィ検診を導入できないか、ということです。

1つ目の相談は「確認してみましょう」であっさり終わってしまいました。そこで私は、日頃から感じていた「わが国の乳がん検診のあり方」に関する疑問を坂口大臣にぶつけてみました。その時語ったのは、次のような内容です。

1980年からの20年間、欧米の先進国では乳がんによる死亡率が減少傾向にあります。一方、わが国の乳がん死亡率はこの20年間、年々増加しています。乳がん死亡率が増加しているのは、先進国では日本だけです。乳がんによる年間死亡者数を見ても、1980年には約4000人だったのに、2000年には約9000人と2倍以上に増えています。

なぜ、先進国で日本だけが乳がんの死亡率を悪化させているのでしょうか。私が思うに、それはマンモグラフィ検診の遅れによるものと考えられます。

欧米先進国では1980年以降、乳がん検診にマンモグラフィが積極的に活用されており、マンモグラフィ検診の受診率は70～80％にまで高まり、それについて乳がんが早期発見される確率も上がり、それが結果的に乳がんの死亡率を押し下げていると考えられます。

ところが、日本の乳がん検診はいまだに医師による視触診が主流で、マンモグラフィはほとんど使われていません。２０００年のマンモグラフィ受診率はわずか10％程度。現況では、日本人女性が最も罹患する「がん」が「乳がん」だと分かっているのに、乳がん検診は乳がんの早期発見に結びついていないのです。一方、男性に多い前立腺がん、大腸がん、胃がんの検査が積極的に行われているのと比較すると、これは明らかに女性差別ではないでしょうか。日本も先進国の一員として性差別を撤廃し、日本人女性の健康を守るために、職場や地域の乳がん検診にもっと積極的にマンモグラフィを活用するよう、ぜひ厚生労働省から働きかけてください。

もともと医師であり、当時厚生労働大臣だった坂口さんでさえ、日本が先進国で唯一、マンモグラフィの導入が遅れていることを知りませんでした。これは本当に由々しき事態だと思いました。そこで私は、私のクリニックの名称はともかく、マンモグラフィ検診だけは積極的に進めてほしいとお願いして、約30分間の面談を終えました。坂口さんは知らなかった事実に相当驚いていたので、多少の手応えを感じていました。

この件に関して、その後坂口さんに確認したことはありませんが、面談して半年後、「40歳以上の女性を対象にマンモグラフィ併用検診を開始」とのニュースが朝日新聞に掲載され、私自身驚きました。そして翌2004年から、マンモグラフィを使った乳がん検診が実際に全国で広がっていったのです。私の坂口大臣への直訴にどの程度の効果があったかは分かりませんが、もし、ほんの少しでも効果があったとすれば、乳がん対策に取り組む医師の一人として、これ以上の喜びはありません。

ちなみに、私のクリニックに「乳腺」の名称を冠する案は厚生労働省にあっさり却下されたため、開業当初は「加藤外科クリニック」と名乗らざるを得ませんでした。クリニック名になぜ臓器の名前を使ってはいけないのか、理由は定かではありませんが、開業翌年には行政からの指示で、今日のように「加藤乳腺クリニック」へと名称変更できました。

「琵琶湖ピンクリボンフェスタ」に協力する

「ピンクリボン運動」とは、1980年代のアメリカで始まった「乳がんの早期発見・早期診断・早期治療の大切さを社会に広く周知するためのキャンペーン」

を指します。わが国では2000年以降、全国の有志により徐々に広まっていきました。私も坂口大臣にマンモグラフィ検診普及を進言した手前、クリニックを開業して3年目から「ピンクリボン運動」には積極的に参加しました。私たち有志の目的は、「滋賀県の乳がん検診率を向上させること」です。

その活動を象徴するイベントとして行ったのが、「琵琶湖ピンクリボンフェスタ」です。イベントの目玉は、滋賀県の県庁所在地・大津市にあるびわ湖大津プリンスホテルのライトアップです。毎年10月は「ピンクリボン月間」と世界的に定められているため、まず2006年10月1日の夜、丹下健三氏が設計した地上37階建のホテル全館をピンクにライトアップしました。このように、ピンクリボン運動に合わせてその地域の代表的な建造物をピンクにライトアップする試みは、その後全国でも見られるようになりましたが、私たちの取り組みは日本でも比較的早いほうだったと思います。また、この10月1日には地元有志の医師たちとともに、市民200～300人を対象に乳がんの無料検診も実施しました。ライトアップには費用が300万円ほどかかり、私のクリニックも応分の負担をしましたが、このライトアップは新聞やテレビなど地元のローカルメディアにも取り上げられ、一定のアナウンス効果はあったと記憶しています。ある年には、政界を引退した坂口さんがイベントに顔を出してくれたこともあります。

早期乳がんの発見を目指して

乳がんで悲しい思いをする人を一人でも多く救いたい。その一念で立ち上げた私のクリニックも、2023年4月で開業20周年を迎えることができました。この20年間で実施した乳がん手術は5900件を超え、2020年以降は年間400件以上の手術実績をコンスタントに積み上げています。

それでも、小学生の娘さんがご遺体にしがみついて泣いていた、28年前のSさんの死を忘れたことはありません。

クリニックを開業して20年間、患者を問診するときに今も欠かさず行う質問があります。それは「近親者、特にお母さまを乳がんで亡くされてはいませんか？」。この質問をする意図は2つあります。1つ目は、その患者本人の遺伝情報を探るためです。残念ながら、乳がん全体の5〜10％は遺伝性であることが分かっており、近親者に乳がんに罹患した人がいれば、本人も遠からず遺伝性乳がんを発症するリスクが高まると考えられるからです。

質問の意図の2つ目は、いつかSさんの娘さんに巡り会うかもしれない、と考えているからです。女性は結婚して姓（名字）を変えることが多いので、たとえS姓でなくても、あの時のあの娘さんである可能性があるからです。もしも彼女が彼女の母親からの遺伝で乳がんになっているとして、私のこの手で治療をしてあげたいと考えているのです。

ともあれ、私は今も号泣する娘さんの姿を忘れていません。忘れられないからこそ、彼女のような人間を一人でも減らすべく今日も私は早期乳がんの発見に全力を傾けようと思うのです。

第1章

日本はなぜ医療〝後進国〟に成り下がったのか――

「日本＝医療先進国」は幻想だった？

２０２４年2月15日、内閣府は２０２３年日本の名目ＧＤＰ（国内総生産）を発表しました。その実額は５９１兆４８２０億円、ドル換算では4兆２１０６億ドルとなり、ドイツの４兆４５６１億ドルに抜かれて日本は世界4位に転落しました。日本は１９６８年にＧＮＰ（国民総生産）で西ドイツ（当時）を抜いて「世界第2位の経済大国」へと躍り出たものの、デフレなど長引く不況の影響で経済は停滞し続け、２０１０年には名目ＧＤＰで中国に抜かれて世界3位に後退し、このたびは55年ぶりにドイツにも抜かれる形になりました。

２０２３年の日本経済はコロナ禍から回復し、大企業、中小企業ともに大幅な賃上げを実現し、物価の影響を含めた名目ＧＤＰは過去最高を記録したものの、個人消費や設備投資は期待したほど伸びませんでした。一方、ロシアのウクライナ侵攻など世界情勢を受けて、ドイツはインフレで日本以上に物価が上昇しました。また、円安の影響も大きく、日本は相対的に世界経済への影響力を弱めており、誇りをまた一つ失ってしまったようで、私を含め、さびしい思いをしている人も多いはずです。

不本意ながら、私はここで、日本に関するさびしい事実をもう一つ取り上げなければなりません。それは、かつて〝医療先進国〟とうたわれた日本の凋落《ちょうらく》ぶりについてです。


次ページの表は世界五大医学誌の一つに数えられる『ランセット（Lancet）』誌に2018年に掲載された、「ヘルスケア・アクセス・アンド・クオリティー・インデックス（HAQインデックス）2016」の世界ランキング上位30カ国を表したものです。少し古いデータになりますがこのインデックスは、「適切な医療を受ければ、予防や効果的な治療が可能」と考えられる死因32種類をリストアップし、「それぞれの死に対して、適切な医療行為できちんと防げているかどうか」を調べ、総合的に評価し、指数化したものです。いわば「医療体制がどれだけ完備しているか」を表した図表になります。

この表を見ると、日本は世界195カ国・地域の中で12位にランクされています。G7においてはイタリアに次ぐ第2位であり、アジア圏では2位のシンガポー

2016年のHAQインデックス上位30カ国

順位	国	HAQ指数	順位	国	HAQ指数
1	アイスランド	97	16	ニュージーランド	92
2	ノルウェー	97	17	デンマーク	92
3	オランダ	96	18	ドイツ	92
4	ルクセンブルク	96	19	スペイン	92
5	オーストラリア	96	20	フランス	92
6	フィンランド	96	21	スロベニア	91
7	スイス	96	22	シンガポール	91
8	スウェーデン	95	23	英国	90
9	イタリア	95	24	ギリシャ	90
10	アンドラ	95	25	韓国	90
11	アイルランド	95	26	キプロス	90
12	日本	94	27	マルタ	90
13	オーストリア	94	28	チェコ	89
14	カナダ	94	29	米国	89
15	ベルギー	93	30	クロアチア	87

（資料）ランセットwebページ www.thelancet.com Vol391 June 2. 2018より

ル（総合22位）を引き離して第1位です。このデータを見ても分かるとおり、日本は少なくとも２０１６年の時点で、間違いなく世界の〝医療先進国〟の一つでした。わざわざランセット誌のデータを持ち出すまでもなく日本国民の多くは、ごく当たり前のように、日本を〝医療先進国〟と見なしていたはずです。

その裏付けの一つが、「世界一の長寿国」という称号です。

日本国民が自国を「長寿世界一」と認識するようになったのは、おそらく１９７８年頃からだったと思います。この年、厚生省（当時）が「男性の平均寿命72・69歳、女性の平均寿命77・95歳は世界の最高水準に達した」と初めて公表したからです。その後、鹿児島県徳之島の泉重千代さんが長寿世界一として有名になったり、１００歳を超える双子の姉妹きんさんぎんさんが注目されたりするなど、「日本＝長寿＝医療先進国」というイメージは広く国民の間で定着するようになります。

そんな〝医療先進国〟というイメージは、実は幻想にすぎなかったのではないか。そう多くの国民に疑念を抱かせるきっかけとなったのが、新型コロナウイルス感染症のパンデミックでした。

新型コロナウイルスのパンデミックを振り返る

２０１９年に発生し、その後世界中に深刻で多大な被害をもたらした新型コロナウイルスは、私たち人類にとって未知のウイルスでした。

その年の12月、中国・武漢で原因不明の肺炎が発生しました。厚生労働省は武漢からの帰国者に医療機関を受診するよう注意喚起します。しかし翌年1月15日、武漢に渡航した中国籍男性の感染が国内で初めて確認されます。外務省は24日、武漢を含む中国湖北省全体の感染症危険情報レベルを「3」に引き上げ、渡航中止を勧告しました。しかし、その翌日には武漢から来日中の中国人女性の感染も確認され、外務省はチャーター機による武漢からの邦人退避を検討し始めます。こうした流れを受け、1月27日の日経平均株価は大幅に値下がりし、経団連の中西会長（当時）も危機感をあらわにして「ワクチン開発が急務」と訴えました。

事態を重く見た日本政府は1月28日、新型肺炎を「指定感染症」に指定、これにより、入院勧告や強制入院など感染者に対する強制措置が可能になりました。翌29日から政府チャーター機に搭乗した日本人帰国者が武漢から次々に到着、発熱などの症状のある人が指定医療機関に搬送されます。しかし同じく29日、それとはまったく別ルートで日本人初となる感染者が奈良県で確認され、初の国内感染と断定。１月30日、政府の対策本部が初会合を開き、東京都も独自の対策本部を設置。国内でも人から人への感染が確認されたことから、マスク、うがい、手洗いなど感染予防対策の徹底が国民に呼びかけられました。そして４日後の２月３日、乗客に感染者を出したクルーズ船が横浜港に入港。クルーズ船には感染の疑いのある３７００人以上が乗船しており、日本政府や医療関係者はいきなり難しい対応を迫られることになります。

新型コロナウイルス感染症が世界で初めて確認されてから最初の１カ月で、日本の医療体制はすでにほころびを見せていました。２０２０年１月下旬、薬局・薬店でマスクが品薄状態になり、一般の人はマスクを購入したくてもなかなか手に入らなくなります。そして２月に入ると、医療機関でさえ、感染予防のためのマスクが不足するという危機的状況に追い込まれました。

感染者を出したために横浜港に停泊中のクルーズ船でも、検査薬の不足から

PCR検査がなかなか進まず、体調が悪化した乗客は治療も受けられないまま、船室に一定期間閉じ込められます。船内の安全区域と危険区域を分けるゾーニングもわりとずさんだったようで、結局、乗員乗客3713人のうち712人で感染が確認され、14人が死亡しました。検疫や検査のために外部から入った専門家も、そのうち9人が感染し、無症状で下船した人がスクリーニングをすり抜け、その後自宅で発症する事例も報告されました。この初動段階では政府、厚生労働省、自治体、医療機関、製薬会社の対応はすべて後手に回っているように見えます。この状況に、国民の多くは大いなる不安とストレスを感じていました。

この時期、私が特に歯がゆく感じたのは、新型コロナウイルスに感染しているか否かを判定するPCR検査体制がいっこうに整備されないことでした。厚生労働省も国立感染症研究所も、決められた手順と自分たちの検査基準に固執し、短時間で大量に検査できる海外製の自動検査装置の使用を認めなかったためです。緊急時には、国民の生命と健康を守ることを最優先に考えるべきで、前例主義にとらわれたり、自分たちのメンツにこだわったりするのではなく、検査制度をもっと柔軟に運用すべきだったと思います。PCR検査の体制づくりが遅れたことで、国民はどれだけの不利益を被ったか、今からでもきちんと検証する必要がありそうです。

新型コロナウイルスに対する日本政府の初動対応を見て、国民の多くは不安を覚えました。日本の医療体制は新型コロナウイルスから国民を本当に守れるのか。私自身も医療従事者の一人ですが、恥ずかしながら、そんな不安を感じた一人です。

そしてその不安は、やがて現実のものとなっていきます。

2020年2月13日、クルーズ船への国の対応が思うように進まないなか、恐れていた事態が発生します。和歌山県の病院でクラスター（集団感染）が発生。新型コロナウイルスから国民を守ってくれるはずの病院で、起きてはならない事態が起こりました。

実はクルーズ船でのクラスターが確認されてから、どこかの病院でクラスターが発生するのは時間の問題だと考えていました。新型コロナウイルスは人類にとって未知のウイルスであり、2020年2月の時点では毒性や感染力などが明らかになっておらず、感染予防対策が全国の医療機関で「徹底されている」とはとてもいえない状態でした。いくら対策しようとしても、医療機関でさえマスク、使い捨て手袋、防護服が不足していたのです。

一方、ウイルスに感染した人の中には、症状が比較的軽微な人も確認されていました。そんな感染者が「風邪だろう」という軽い気持ちで病院を受診したらどうなるか。その病院の感染予防対策が万全でなければ、病院内で感染者に接触した医師、看護師、外来患者に感染する恐れは十分にあります。もし、医師か看護師に感染した場合、事態はより深刻化します。なぜなら、医師や看護師は入院患者と密に接する機会がきわめて多いからです。そして入院患者の多くは、重大な疾病や外傷の影響で抵抗力ががくんと落ちている人です。そんな人たちの集団に、まだ誰も免疫を獲得していないウイルスが侵入したらどうなるか。感染は燎原《りょうげん》の火のごとく瞬く間に広がり、多くの人が新型コロナウイルス感染症を発症し、そのうちの大部分が重症化し、病院側はクラスター対応に追われて通常業務をこなせなくなります。医師や看護師の間でも発病者は急増しているはずで、その病院はたちまち機能不全に陥ります。もしもその病院がその地域の二次救急、三次救急に指定されていた場合、救急車は重篤な救急患者をほかの地域まで搬送しなければならなくなり、手遅れで命を落とす患者が続発します。すなわち、医療崩壊の始まりです。

事実、２０２０年４月には、コロナ対応やクラスターによる閉鎖で地域の中核病院で通常の医療が提供できなくなり、がんなど生命に関わる手術が適宜延期されることになりました。新型コロナウイルス感染症発生から２～３カ月で、早くも一種の〝医療崩壊〟が起きていたと考えられます。

２０２０年の年明け間もなくから始まった新型コロナウイルスのパンデミックは、国民の間にごく小さいながらもパニックを引き起こしました。あの当時を今振り返ってみると、国民の多くが大なり小なり動揺していたと思います。その一方で感染も急拡大しており、それらの悪い流れを断ち切るには、思い切ったショック療法が必要だったのかもしれません。２月28日になって安倍首相（当時）が突然言い出した「全国小・中・高校の一斉臨時休業の要請」、３月30日に決定した東京オリンピックの１年延期、４月７日から始まった１回目の「緊急事態宣言」の３連発は、燃え上がりそうだったパニックの種火を初期消火するのに効果的だったのかもしれません。２０２０年５月後半に入ると、感染拡大も一応の小康状態を見せ、このままの状態でワクチン接種にまで持ち込むことができれば、恐ろしいパンデミックもなんとかやり過ごせそうに思えました。

しかし、そううまくはいきませんでした。7月から第1波よりも大きな第2波が始まり、11月からさらに巨大な第3波が押し寄せたからです。

11月から本格的に始まった第3波の特徴は、重症化リスクの高い60代以上の割合が第2波よりも高まったことです。例えば大阪府の場合、全感染者に占める60代以上の割合は、第2波の19・5％から第3波の29・9％へと1・5倍以上に増加しました。感染者数自体も急増しました。第2波における感染者の総数が約6万5000人だったのに対して、第3波における感染者総数は約35万人と5倍以上に増加したのです。こうして、全国で新規感染者が爆発的に増えた結果、多くのコロナ対応病院で重症者用の病床が不足する事態となります。

医療崩壊は確実に進行していました。2021年1月28日時点における厚生労働省のまとめによれば、2020年12月から2021年1月25日までの間に、自宅や宿泊施設での療養中に死亡した人が12都府県で29人に上っていたのです。このうち自宅療養中の死亡が27人、宿泊療養中の死亡が2人、全体のうち10人は入院か宿泊療養かを調整中でした。都府県別では東京8人、神奈川5人、栃木4人、千葉・愛知・京都が各2人、埼玉・大阪・兵庫・広島・福岡・沖縄が各1人です。

そのすべてが報道されたわけではありませんが、自宅療養中の人が相次いで亡くなるケースはマスメディアでも大きく取り上げられ、多くの人がショックを受けました。そして国民の多くが、「日本の医療体制は大丈夫なのか?」と不安を覚えたのです。

国民皆保険制度のある21世紀の日本で、入院治療していれば救えたはずの命を2カ月弱で29人も失ってしまったことは、同じ医療従事者として残念でなりません。その患者の住む地域で重症者用ベッドに空きがあれば、あるいは人工呼吸器が使える状態であれば、29人はおそらく助かったのですから。これはもう、「医療崩壊」以外の何物でもありません。こんな悲劇が29回も連続して起きてしまう国を、「医療先進国」とは決して呼べないはずです。

滋賀県でもコロナ感染が始まった当初、危険を覚悟で感染者を受け入れた病院がありました。近隣では大津市民病院、済生会滋賀県病院、淡海医療センターです。このように地域住民を危機から救うためにはリーダーの指導力とスタッフの献身的勇気が必須です。一方で公的基幹病院は感染患者の救急医療に積極的ではなかったと記憶しています。状況が落ち着いてから補助金だけはしっかり受け取っていたことも忘れてはいけません。

私はここから平常の医療に向かう姿勢が見えたように思いました。行政から徹底的な医療機関への強制力がでないことも、無能と無責任を感じました。コロナ感染は有事に似た状況があったので、行政はもっと強力な指導力を命令として発すべきでした。市民を守る強い意志を表明しなければ国家の体をなさないと考えています。

日本はワクチン開発でも大きく後れを取った

2021年1月、事実上の医療崩壊により、わが国は助けられるはずだった多くの国民の命を救うことができませんでした。この事実は、それまで「日本＝医療先進国」だと信じられてきたわが国の歴史に大きな禍根を残す結果となりました。

それに加えて、ワクチン開発で欧米先進国に大きく後れを取ったことでも、日本の医療界の威信は大きく揺らぎました。

新型コロナウイルスの感染者が世界で初めて見つかってから半年あまりたった

2020年の夏のことです。この時期、欧米の大手製薬会社は新型コロナウイルス感染症予防のためのワクチン開発を急ピッチで進めていました。日本にはパンデミックの第2波から第3波がやって来ていて、日本政府が国民全員分のワクチンを確保するため、世界のワクチン争奪戦に果敢に挑んでいた時期でもあります。

まず7月31日、厚生労働省は翌年6月までに6000万人分のワクチン供給を受けることでアメリカ製薬会社大手のファイザーと基本合意します。この時点で、ワクチンは1人あたり2回接種する必要があると考えられていたため、実際には1億2000万回分のワクチンが確保されたことになります。8月6日には、イギリス製薬会社大手アストラゼネカと翌年1月以降、1億回分以上の供給を受けることで合意しました。さらには10月29日、バイオ医薬品会社のモデルナと翌年秋までに2500万人分の供給を受ける契約を結びます。こうして、国民全員に2回ずつ接種できるだけのワクチン確保にめどがつきました。

しかし、パンデミックは国民のワクチン接種まで待ってはくれませんでした。11月に入ると、第2波より5倍以上も巨大な第3波が日本列島を襲い、全国各地の病院で事実上の医療崩壊が発生します。

新型コロナウイルスに感染し、入院できないまま自宅で亡くなる人が増えていくなか、2021年1～2月は、ワクチンの準備が進んでいく時期でした。そして2月17日、待ちに待ったワクチン接種がまず医療従事者からスタートします。しかし、日本がこのワクチン接種に至るまでの経緯は、どう見ても〝医療先進国〟らしからぬものでした。

日本人のコロナ感染者がまだ確認されていなかった2020年1月27日、当時の中西宏明・経団連会長の「ワクチン開発を急ぐ必要がある」との発言はメディアで大きく取り上げられました。このニュースを見て、日本の製薬会社や医学研究者の技術力・開発力に期待する人は多かったはずです。

ところがその後、国内のワクチン開発に関するニュースはほとんど伝わってこず、話題に上るのは欧米の大手製薬会社のワクチンばかり。日本政府は、ファイザー、アストラゼネカ、モデルナとの契約でなんとか必要量のワクチンを確保したものの、諸般の事情で日本への出荷が遅れ、まずは医療従事者4万人を対象に、実際に接種が始まったのは2021年2月17日でした。G7主要7カ国を見ると、イギリスの2020年12月8日を皮切りに各国とも12月中に接種を始めており、日本が最も遅いスタートとなりました。

アメリカの製薬会社がコロナ流行から1年足らずでワクチン開発に成功したのに対し、日本の製薬会社はワクチン開発までに4年近い時間がかかってしまったわけです。

医薬品・医療機器の開発に投資しない国

日本はなぜ、ワクチン後進国になってしまったのか。最大の理由は、国も製薬会社も日頃から新薬開発に対して積極的に投資をしていないからです。

次ページの「医薬品開発への企業の支出と医療分野の研究への政府予算」をOECDで比較したグラフを見ると、アメリカ企業が医薬品開発に年間746億ドルを支出しています。これに対して、日本企業は年間129億ドルと、アメリカ企業のおよそ6分の1しか投資していません。政府予算も、アメリカの444億ドルに対して日本は27億ドル。日本政府の医薬品研究予算はアメリカのわずか6%しか支出していないのです。

医薬品開発に対して、国も企業も積極的に投資していない日本では、普段からヒトもカネも足りていません。開発プロジェクトが稼働していなければ、研究者

医薬品開発への企業の支出と医療分野の研究への政府予算

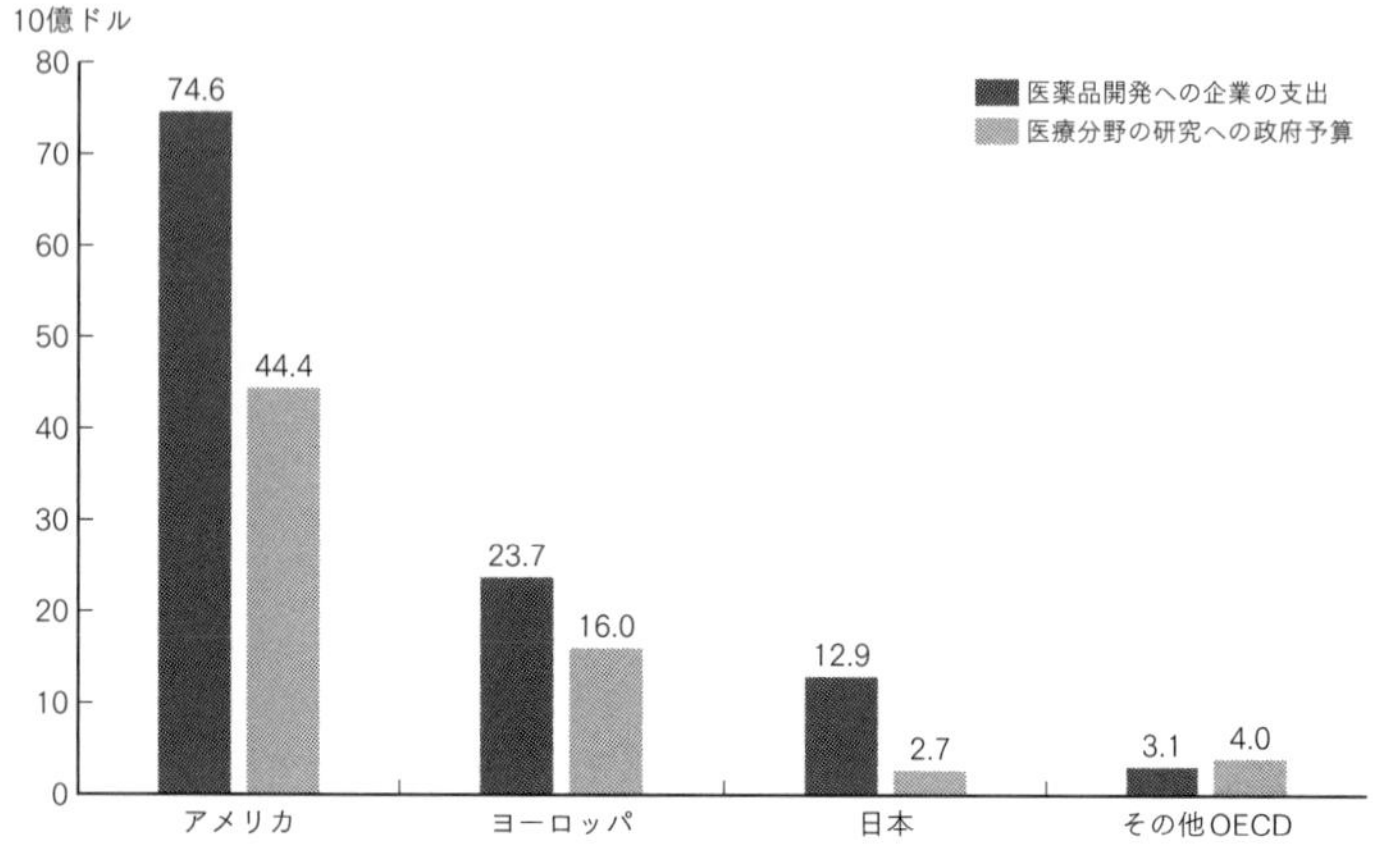

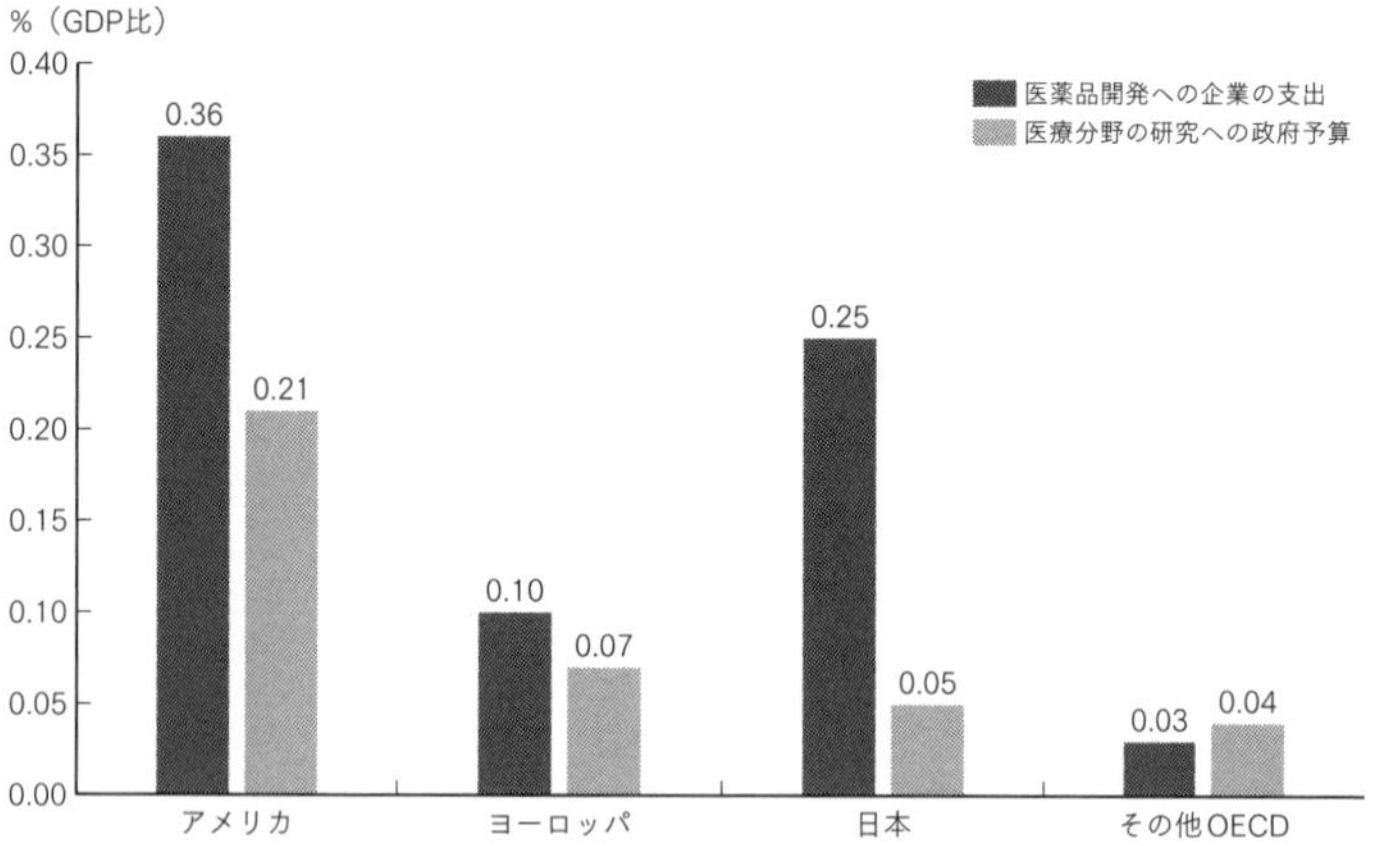

出典：OECD Main Science and Technology Indicators and Research and Development Statistics databases.

や技術者の成長が望めないだけでなく、知見やノウハウも蓄積されていきません。研究開発の環境が十分に整っていない状態で、いきなり「新たな感染症のワクチンを開発せよ」と言われても、プロジェクトが正常に機能するとはとても思えません。そもそも、日本の製薬会社は世界的に見てどれくらいの実力を持っているのでしょうか。

製薬業界専門のニュースメディア「AnswersNews」によれば、2022年12月決算期における世界の製薬会社の売上高ランキングは60ページの表のようになっています。

これを見ると、新型コロナウイルスワクチン「コミナティ（商品名）」と経口抗ウイルス薬「パクスロビド（日本での商品名はパキロビッド）」で売上を伸ばしたファイザー（アメリカ）が1003・3億ドルで第1位です。以下、ロシュ（スイス）、メルク、アッヴィ、ジョンソン・エンド・ジョンソン（アメリカ）、ノバルティス（スイス）と続きます。日本の製薬会社では11位の武田薬品工業が最高位で22位に大塚ホールディングス、23位にアステラス製薬、25位に第一三共が入っています。

2023年版　製薬会社　世界売上高ランキング

集計対象：2022年12月期決算　前年比は公表通貨ベース

1	ファイザー	▶	1003.3億ドル	+23.4%
2	ロシュ*	▶	663.2億ドル	+0.8%
3	メルク	▲3	592.8億ドル	+21.6%
4	アッヴィ	▼1	580.5億ドル	+3.3%
5	J&J（医薬）	▼1	525.6億ドル	+1.7%
6	ノバルティス	▼1	505.5億ドル	−2.1%
7	ブリストル	▲1	461.6億ドル	−0.5%
8	サノフィ*[2]	▲1	453.2億ドル	+13.9%
9	アストラゼネカ	▲1	443.5億ドル	+18.5%
10	GSK*	▼3	362.7億ドル	+18.7%
11	武田薬品工業*	▶	322.2億ドル	+12.8%
12	イーライリリー	▶	285.4億ドル	+0.8%
13	ギリアド	▶	272.8億ドル	+1.0%
14	アムジェン	▶	263.2億ドル	+1.3%
15	BI*	▶	254.5億ドル	+17.1%
16	ノボ*	▲1	251.3億ドル	+25.7%
17	バイエル（医薬）*	▲1	202.9億ドル	+4.9%
18	モデルナ	▲1	192.6億ドル	+4.3%
19	ビオンテック*	▼3	182.5億ドル	−8.8%
20	ヴィアトリス	▶	162.6億ドル	−9.1%
21	テバ	▶	149.3億ドル	−6.0%
22	大塚HD*	▶	139.0億ドル	+16.0%
23	アステラス製薬*	▶	121.5億ドル	+17.2%
24	CSL	▲1	102.4億ドル	+1.0%
25	第一三共*	—	102.3億ドル	+22.4%
26	バイオジェン	▼2	101.7億ドル	−7.4%

各社の業績発表をもとに年間売上高100億ドル以上の企業を集計。ジョンソン・エンド・ジョンソンとバイエルは医療用医薬品の売上高。一部日本企業は23年3月期、CSLは22年6月期。
*は公表通貨から米ドル換算（レートは22年平均）
出典：AnswersNews公式サイト

私は乳がんの専門医なので、日常的に最もよく接するのは抗がん剤ですが、抗がん剤開発の分野でも、日本はアメリカに大きく水をあけられているのを実感します。２０２４年２月現在、日本の臨床の現場で使われている抗がん剤のうち日本製の抗がん剤は「ハラヴェン」という１種類のみです。抗がん剤は人種や体質など患者の特性ごとに効果が異なりますが、ハラヴェンは日本製であり、治験も日本人患者を対象に行われているので、安心して使うことができます。

次ページの表は、各製薬会社が、どれだけ研究開発費をかけているのかのランキングです。

研究開発費においても、製薬会社の顔ぶれはほとんど変わりません。10位までに入っている製薬会社はアメリカ5社、スイスとイギリスが各2社、フランス1社。日本の製薬会社では13位武田薬品工業、19位第一三共、21位アステラス製薬、22位大塚ホールディングスと、こちらも顔ぶれは変わりません。当然といえば当然ですが、研究開発に注力してコストをかけている製薬会社ほど、売上高も大きくなっています。

一つ気づくのは、26位までのランキングで、アメリカ企業が11社も入っている

2023年版　製薬会社　世界研究開発費ランキング

集計対象：2022年12月期決算

1	ロシュ*	167.92億ドル
2	メルク	135.48億ドル
3	J&J（医薬）	116.22億ドル
4	ファイザー	114.28億ドル
5	ノバルティス	99.96億ドル
6	アストラゼネカ	97.62億ドル
7	ブリストル	95.09億ドル
8	イーライリリー	71.91億ドル
9	サノフィ*	70.68億ドル
10	GSK	67.89億ドル
11	アッヴィ	65.10億ドル
12	BI*	53.20億ドル
13	武田薬品工業*	50.66億ドル
14	ギリアド	49.77億ドル
15	アムジェン	44.34億ドル
16	バイエル（医薬）*	35.80億ドル
17	ノボ*	34.15億ドル
18	モデルナ	32.95億ドル
19	第一三共*	26.94億ドル
20	バイオジェン	22.31億ドル
21	アステラス製薬*	22.09億ドル
22	大塚HD*	22.02億ドル
23	ビオンテック*	16.20億ドル
24	CSL	11.56億ドル
25	テバ	8.38億ドル
26	ヴィアトリス	6.62億ドル

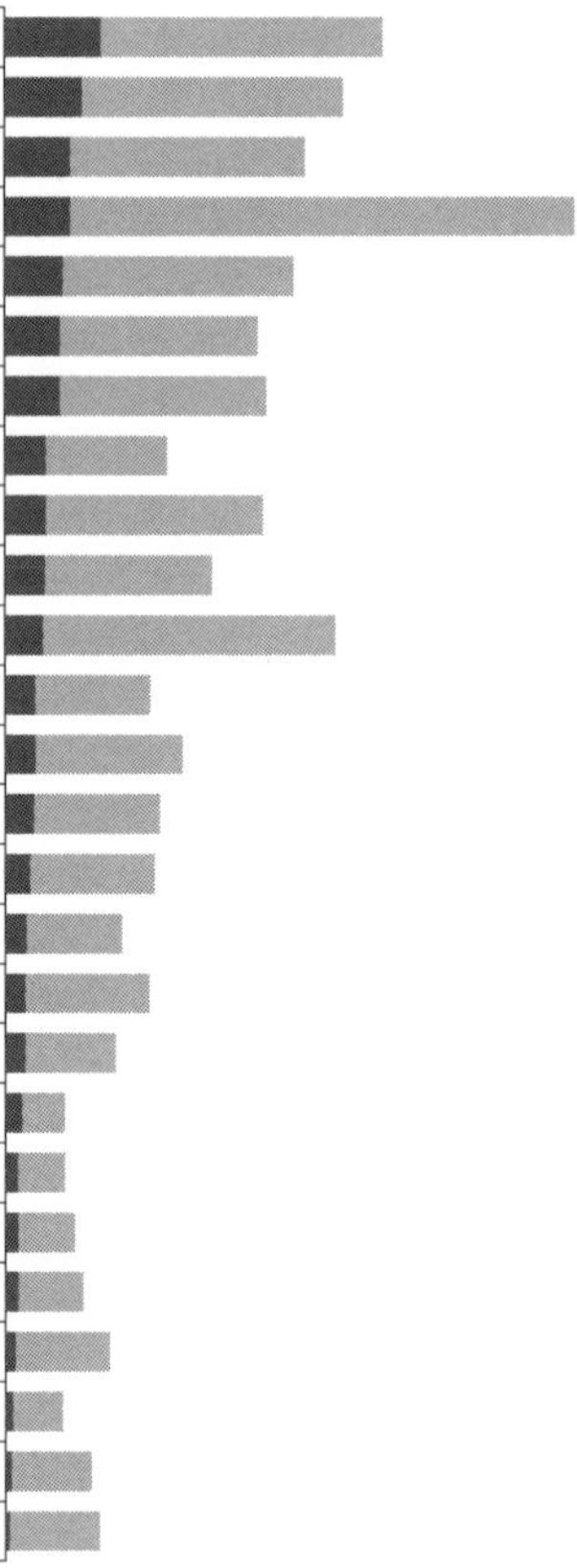

各社の業績発表をもとに年間売上高100億ドル以上の企業を集計。ジョンソン・エンド・ジョンソンとバイエルは医療用医薬品の売上高。一部日本企業は23年3月期、CSLは22年6月期。
*は公表通貨から米ドル換算（レートは22年平均）
出典：AnswersNews公式サイト

ことです。アメリカの製薬業界では、新薬開発にそれだけしのぎを削っているわけで、そういった切磋琢磨《せっさたくま》が企業の研究開発力を高めているのでしょう。日本も26位までに4社入っています。

世界の新薬開発競争において、どの国が最も力を持っているかを表しているのが64ページのグラフです。

これは医薬産業政策研究所による「特許から見た医薬品創出企業の国籍別医薬品数（2021年）」の円グラフです。特許を取得した画期的な新薬をどの国が何品目創出したかが分かります。圧倒的に多いのがアメリカで47品目。さらにスイスとイギリスが各11品目、日本9品目、デンマークとドイツが各8品目と続きます。

2021年だけでなく、過去18年の実績を国別に並べたのが65ページの「特許から見た医薬品創出企業の国籍別医薬品数年次推移」の表です。これを見ると、新薬開発でどの国が世界をリードしているかが一目瞭然に分かります。やはりアメリカのパワーが圧倒的で、以下スイス、イギリス、日本がほぼ同格で、ドイツ、

特許から見た医薬品創出企業の国籍別医薬品数（2021年）

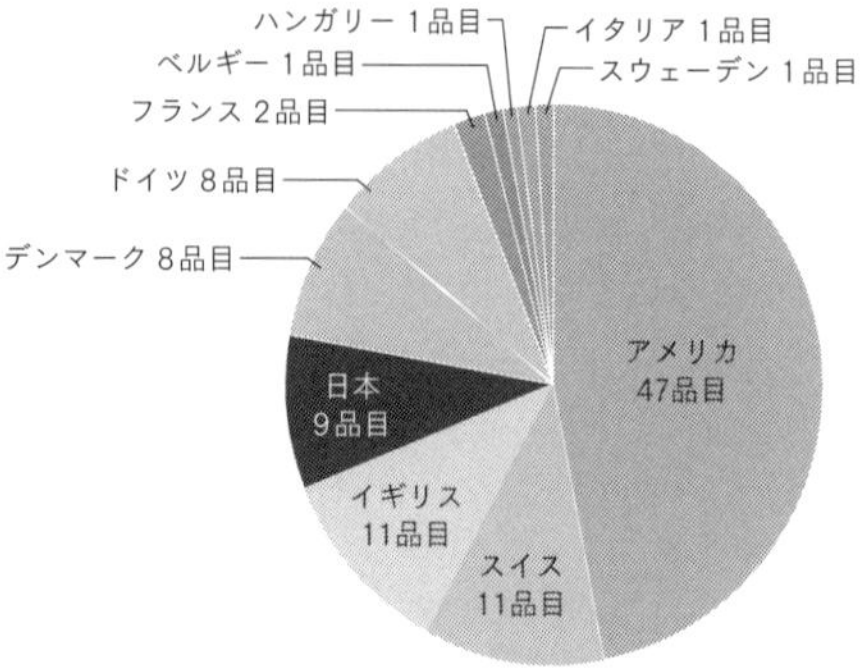

出典：Copyright® 2022 IQVIA. IQVIA World Review Analyst, Data Period 2021, IQVIA Pipeline & New Product Intelligence, EvaluatePharma, Clarivate Cortellis Competitive Intelligence

デンマーク、フランス、スウェーデンと続きます。

このように見てくると、世界の新薬競争において、日本の製薬会社もそれなりに大きな基礎体力を持っていることが分かります。それではなぜ、新型コロナウイルスのパンデミック時に持っている力を発揮できず、「日本は医療先進国ではない」と疑われたのでしょうか。

医薬品とともに、日本の医療を支えるもう一つの要素として「医療機器」があります。

66ページの図は、2019年医療機器産業の世界市場における国別のシェ

特許から見た医薬品創出企業の国籍別医薬品数年次推移

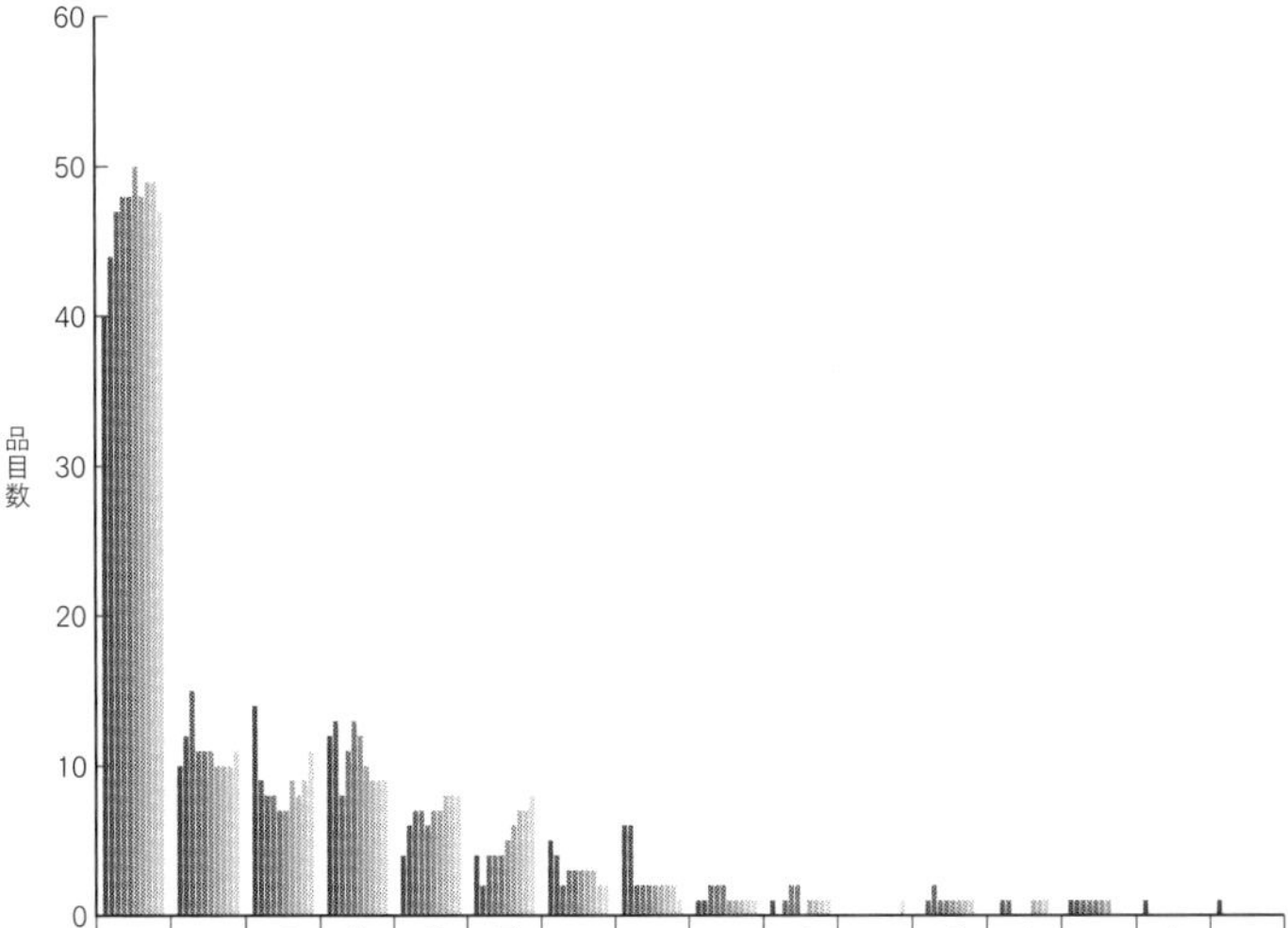

	アメリカ	スイス	イギリス	日本	ドイツ	デンマーク	フランス	スウェーデン	ベルギー	イタリア	ハンガリー	イスラエル	オーストラリア	ルクセンブルク	カナダ	ユーゴスラビア
2003	40	10	14	12	4	4	5	6	1	1	0	0	0	1	1	1
2008	44	12	9	13	6	2	4	6	1	0	0	1	1	1	0	0
2013	47	15	8	8	7	4	2	2	2	1	0	2	1	1	0	0
2015	48	11	8	11	7	4	3	2	2	2	0	1	0	1	0	0
2016	48	11	7	13	6	4	3	2	2	2	0	1	0	1	0	0
2017	50	11	7	12	7	5	3	2	1	0	0	1	0	1	0	0
2018	48	10	9	10	7	6	3	2	1	1	0	1	1	1	0	0
2019	49	10	8	9	8	7	3	2	1	1	0	1	1	0	0	0
2020	49	10	9	9	8	7	2	2	1	1	0	1	1	0	0	0
2021	47	11	11	9	8	8	2	1	1	1	1	0	0	0	0	0

出典：Copyright® 2022 IQVIA. IQVIA World Review Analyst 2003-2021, IQVIA Pipeline & New Product Intelligence. Pharmaprojects, EvaluatePharma, Clarivate Cortellis Competitive Intelligence

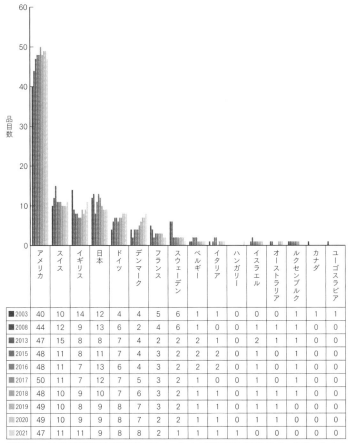

医療機器産業の世界市場における国別のシェア（2019年）

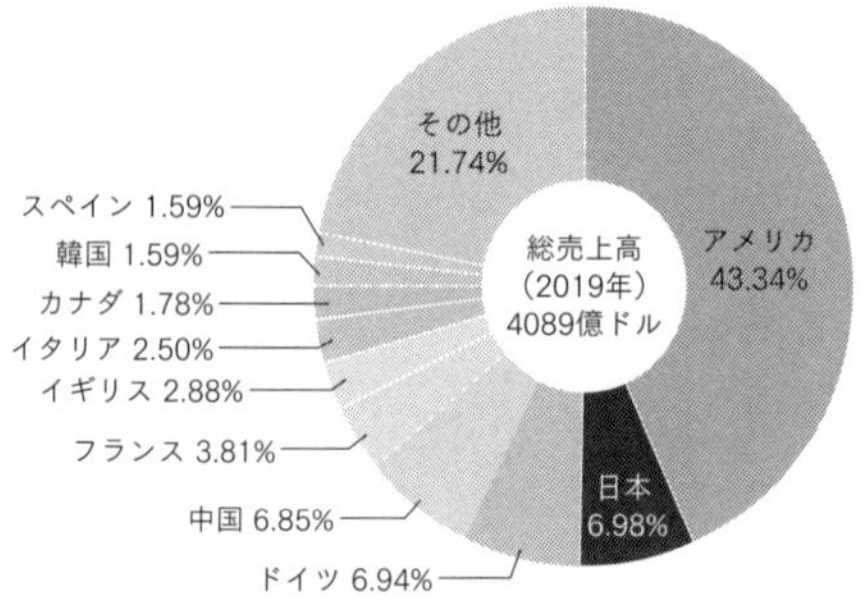

出典：経済産業省「医療機器産業を取り巻く課題について」

アを示しています。これを見ると、医療機器の分野でもアメリカが圧倒的なシェアを持っていることが分かります。日本は2位ながらアメリカの6分の1以下で、ドイツや中国とほぼ同格です。国の顔ぶれは製薬会社のランキングとほぼ同じですが、医療機器分野では中国が新たに上位に入ってきます。

　このグラフを見ても、日本が医療先進国から脱落したようには見えません。

　また、医療用機器の種類別の国内自給率を見ても、全体として、輸入製品に依存している割合は64・1％です。日本企業は内視鏡や超音波診断装置などではがんばっていますが、全体的には輸入頼みのところがあり、人工膝関節などの整形用品、コンタクトレンズなど視力補正用レンズ、呼吸補助器で自給率が足りていません。特に、「人工呼吸用回路」に至っては100％、「汎用人工呼吸器」では99％を輸入に頼っています。新型コロナウイルスで医療崩壊を起こしたとき、人工呼吸器が足りなくなった原因は、この偏った輸入依存率にあったと考えられます。逆にいえば、医療機器ごとに極端に異なる自給率を改善していけば、わが国の医療レベルは一気に改善するはずです。

医療行政の事なかれ主義が先進医療をくじく

日本の医療行政における「医療費抑制政策」の弊害について言及しましたが、医療行政をつかさどる官僚たちの「事なかれ主義」も、わが国で行われる医療行為全般にとって、大きなマイナス要素になっていると思います。

この話題でよく例に出されるのが、子宮頸《けい》がんワクチンへの対応です。

子宮頸がんは子宮の入り口付近にできるがんで、主にヒトパピローマウイルス（HPV）という特別珍しくないウイルスに感染することで発病します。わが国では年間1万人以上の女性が子宮頸がんと診断され、年間約3000人が命を落とすといわれています。ウイルス感染は主に性交渉によって起こるため、20～30代の若い女性の患者が多いという特徴があります。

ウイルス感染が発病の主な原因になるので、子宮頸がんになるのを防ぐには、HPVワクチンによる予防接種が有効です。欧米では2006年からワクチン接種が始まり、日本でも2013年4月から小学6年生～高校1年生の女子を対象にHPVワクチンの無料の定期接種を開始しました。

ところが、ワクチン接種を始めて間もなく、接種後に身体の不調を訴える女性が続出します。メディアは連日、「HPVワクチンに深刻な副反応」と大きく報道しました。そうした一連の流れを受け、厚生労働省は2013年6月、ワクチン接種の積極的な勧奨を中止します。その後、ワクチン接種により頭痛、全身の痛み、記憶障害などの健康被害を受けたとして、2016年7月、全国の15～22歳の女性63人が国と製薬会社2社を相手取り、損害賠償のための集団訴訟を起こしました。

裁判は今も係争中で、まだ一審の判決も出ておらず、ワクチンと健康被害の因果関係も明らかにされていません。しかし、この集団訴訟で厚生労働省は腰が引けてしまいました。もともとは、若い女性を子宮頸がんリスクから守るために鳴り物入りで始めた事業なのに、2013年6月以降、「子宮頸がん予防のためにHPVワクチンを接種しましょう」という呼びかけをやめてしまったのです。

その結果、先進国の中で日本だけ、HPVワクチンの接種率が極端に低迷しています。2019年における先進各国の「HPVワクチンを接種した女性の割合」を見ると、カナダ83%、イギリス82%、オーストラリア79%、イタリア52%、アメリカ49%、ドイツ43%、フランス33%に比べ、日本はわずか4%です。このワクチン接種率の低さが、日本人女性の子宮頸がん発症のリスクを高めているようです。公益財団法人ジョイセフの2022年のレポートによれば、G7における日本の子宮頸がん発生率はワースト1位、G20でもワースト5位でした。

こうした事態を受け、厚生労働省もようやく2022年4月から、HPVワクチン定期接種の積極的な勧奨を再開しました。

副反応についてはワクチンとの明確な因果関係は認められていないにもかかわらず、勧奨を中止していたことで多くの女性がワクチン接種の機会を失ってしまったことは残念でなりません。

なお2020年以降、スウェーデン、デンマーク、イギリスで相次いで、

「ＨＰＶワクチン接種者は浸潤子宮頸がんが減少する」というエビデンスが公表されました。非接種者の浸潤子宮頸がんが発症するリスクを「１」とすると、スウェーデンでは０・12、デンマークでは０・14、イギリスでは０・13まで減少しました。このデータを見る限り、ＨＰＶワクチンは子宮頸がん予防に確かに有効です。

これを教訓にして、日本の医療行政には、従来の事なかれ主義から脱して、データとエビデンスの正しさを信じ、責任と覚悟を持って国民をより良い医療へ導いていってほしいものです。

第2章

「医師は先生にあらず」おごらず同じ目線に立ち、一人ひとりの患者に寄り添う

若い医師同士が「先生」と呼び合う違和感

私は医師免許を取得して今年で36年になりますが、医師として働き始めた当初から、ずっと疑問に思っていることがあります。それは、日本ではなぜ医師を「先生」と呼ぶのか、ということです。正直に告白すると、私も医師になりたての20代の頃、患者や看護師から「加藤先生」と呼ばれ、まるで自分が偉くなったような優越感を覚え、なんとなく誇らしい気持ちになったのも事実です。しかし、それもごく最初の頃だけでした。「先生」と呼ばれるうちに、間もなく「あれ、何か変だぞ……」と居心地の悪さを感じるようになりました。

私が特に違和感を覚えたのは、若手の医師同士が互いに「○○先生」「××先生」と呼び合っていることです。私も含め、まだまだ若輩者のひよっこ医師を「先生」と呼ぶのは、さすがにおかしいのではないかと思いました。「先生」という日本語を、安易に使っているように思えたのです。

私の感覚では、日本語の「先生」はもう少し重たい言葉であり、もっと大切に使うべき言葉です。私が考える「先生」の定義は、「幼い者、若い者の魂を正しい方向に教え導く者」。そのため、真の意味で「先生」を名乗るべきなのは、小中学校の先生です。もちろん小中学生の親も同じ役割を果たす存在ですが、親にはすでに「親」という呼び名があるため、先生とはいいません。

一方、医師はあくまでも「病気やケガをした患者を治療する者」です。幼い者、若い者の魂を教え導く者ではありません。まして人格的に優れた人ばかりとも言えません。そう考えると、医師を「先生」と呼ぶのはやはり不適当です。

にもかかわらず、患者や看護師、同僚の医師から「先生」と呼ばれてしまうと、「そうか、自分は選ばれた特別な存在なんだ」と勘違いしてしまう医師のなんと多いことか。そしていつしか、「自分は患者や看護師よりも偉い立場の人間なんだ」という妄想にとらわれてしまい、患者や看護師に対して傲岸不遜《ごうがんふそん》となったり、「上から目線」で理不尽な命令を下したり、相互敬意ができない状態が起こりやすくなったりするのです。

しかし、そもそも医療行為において、医師と患者の立場は対等なはずです。対等だからこそ自由に意見交換ができるし、相手にとって必要な情報を伝え合うことができ、その患者にとって最良の治療法を選択できるのです。また、医師と看護師は同じ医療チームの一員であり、「どちらが上」ということはありません。医師法では確かに、医師にしか認められていない医療行為がありますが、処置によっては看護師のほうが上手なこともあり、患者にとって何が最良か、チーム内で自由闊達《かったつ》にコミュニケーションできることが何より重要なのです。

「医師は患者や看護師より立場が上である」。そんな間違った思い上がりにとらわれている医師は、患者や看護師とのコミュニケーション不足から、治療に必要な情報交換を徹底することができず、不完全な、あるいは間違った治療方針を立ててしまいがちです。その結果、治せるはずの病気が治せなかったり、治療に必要以上に時間とお金がかかってしまったりするなど、不適切な医療を提供することになり、患者に大きな不利益をもたらしてしまいます。

「先生」と呼ばれ、勘違いしてしまう医師たち

「先生」と呼ばれて勘違いするのは、なにも若い医師ばかりではありません。中堅やベテランであっても、「医師は偉い」と勘違いしている医師はたくさんいます。そんな勘違いを助長しているのが、国内外の製薬会社による営業活動です。

今から30年くらい前、私が医師になりたての頃には、製薬会社による医師への接待が料亭などで普通に行われていました。「日頃からお世話になっている××先生と親睦を深めたい」「弊社がこれから実用化する画期的な新薬に関して、××先生にだけ内々にその情報をお伝えしたい」などの名目で、いわゆる飲食接待が行われるわけです。医師はその料亭で豪華な食事が振る舞われたあと、けっこうな金額の〝お車代〟を受け取って帰るわけです。

その後、厚生省（当時）の指導などが入り、あからさまな接待はさすがに姿を消しました。しかし今日でも「講演会」や「セミナー」という名のもとに、製薬会社の営業活動は日常的に行われています。

ある日、例えば消化器内科の医師のもとに、製薬会社による「○○○○講演会」への招待状が届きます。○○○○にはたいてい、その製薬会社が製造している医薬品の製品名（商品名）が入ります。その医薬品はその医師の専門である消化器内科で使用するもの、例えば潰瘍性大腸炎の治療薬だったりします。「○○○○講演会」の開催場所は都内有名ホテルの会議場。講演会の座長には潰瘍性大腸炎治療の権威である△△大学教授の名前が入り、実際の講演者は2人程度。それぞれ、○○○○を使って潰瘍性大腸炎治療に当たっている□□大学教授や◇◇大学講師などです。講演時間は1回30分から1時間程度。その後、講演者に対する質疑応答の時間があり、講演会は終了します。しかし、イベントはそれだけでは終わりません。講演会のあとは宴会場に場所を移しての立食パーティーによる懇親会があり、さらにはそのホテルでの宿泊まで用意されています。客室は1泊10万円前後のスイートクラス。もちろん、医師は一銭も払わず、地方在住の医師には交通費まで用意されています。つまり医師は〝アゴアシ付き〟で講演会に参加し、○○○○という医薬品の有効性と効果的な使用法を学んで帰ってくるというわけです。

このような講演会は、医師にとっては確かに、ある疾病とその治療薬に関する最新の治験を知ることができるので新たな学びの場となります。しかしそれ以上に、こうした講演会は医師のプライドと自尊心を必要以上に刺激します。まず、「全国に何千人もいる消化器内科医の中で、自分は講演会に出席できるわずか100人のうちの一人に選ばれた！」という誇りと自信。そして「そんな自分に製薬会社は何十万円というお金をかけて厚遇された！」という優越感。製薬会社側としては、あくまでも「○○○○という商品を使ってほしい」「同僚医師にも〇〇〇〇を薦めてほしい」という思惑で行った営業活動であり、必ずしもその医師をリスペクトしているわけではありませんが、講演会に招待された医師としては、「オレも世間から実力を高く評価される一人前の消化器内科医になった！」と勘違いしかねません。

こうして、製薬会社が積極果敢な営業活動を行った結果、「先生」と呼ばれる医師がまた一人、ますます偉そうにふんぞり返ることになるわけです。

利益相反ということが各分野で重視される時代になっています。もちろん製薬会社が大きな努力と研究開発費をかけて人類に有効な新薬を開発し、利潤を得ることは当然のことです。しかし問題はその中で有効性を立証している知見や臨床研究データがエビデンスに基づくガイドラインとして重視されすぎていることです。日本でも簡潔な治験を行ったり、臨床経験を集積して有効性を再検討することが重要であると考えています。欧米で開発された薬剤は貿易ビジネスで高額な薬価が設定されています。国家間のパワーバランスも背景にあるかもしれませんが、がん治療薬も慎重にガイドラインを応用することが今の医師に求められています。医師は製薬会社の社員のようになってはいけません。エビデンスやガイドラインから選ぶ力が大切で、そのためにも患者をよく診ることです。

医師は先輩も後輩もなぜか小馬鹿にしてしまう

医師という職業に関して、若い頃からもう一つ疑問に思っていたことがあります。それは、「医師はなぜ、先輩・後輩を素直にリスペクトできないのか」という疑問です。

これは自戒を込めて語るのですが、医師はもともと大いなる自尊心とともに生きています。ほとんどの医師は、小学校から中学、高校と学業成績は常に学年トップレベルを維持してきました。大学受験でも難関と呼ばれる大学医学部に合格し、医学生として6年間の医学教育を受け、さらに国家試験に合格して医師となります。こうした体験を通して、医師は基本的に「自分は普通の人よりも頭が良い」と思っていますし、自分の医学知識にも自信を持っています。また、医学の進歩はきわめて速く、学んだ知識や技術を常にアップデートし続けていなければ、その医師の持つ知識や技術はすぐに陳腐化してしまいます。その一方で、臨床の現場では経験が圧倒的にものをいいます。

そうした学術的な背景があるためか、医師は自分より年長の先輩医師に対しては、「知識や技術が最先端に追いついていない時代遅れの医師」と、とかく小馬鹿にしがちです。また、自分より年下の後輩医師に対しては、どうしても「経験不足で未熟な医師」と軽視してしまう傾向があります。これは先生と呼ぶにはふさわしくない傾向です。

医師になりたての頃、陰に隠れて先輩医師を「おっさん」とか「老害」と酷評する同僚が何人もいました。また、医師としてある程度の経験を積んでからは、後輩医師を「おぼっちゃま」「アマチュア」と呼んで一人前に扱わない同僚もいました。そんな場面に居合わせるたびに、「医師という職業はなぜ、世代間でこうまで分断されているのだろう……」と悲しく思いました。

同門会という学閥も、医師の人間関係に大きく作用します。医学生は医師免許を取得したあと、自分が学んだ大学の大学病院で、まずは「研修医」として医師のキャリアをスタートさせます。その大学病院では医局が絶対的な権力を握っていて、例えば、最初に研修医として「第一外科」に配属されたならば、医局で第一外科を束ねる主任教授のもと、教授～准教授～講師～助教～勤務医～大学院生〜研修医という階層社会の一部に組み込まれるのが一般的です。ここでの上下関係は絶対であり、このとき築かれた師弟関係はほぼそのまま一生涯続きます。そして、医師がその後その医局を離れて独立開業したとしても、当時の「第一外科グループ」は「同門会」という形で引き継がれ、学校の同窓会のように数年に一度皆で集まって旧交を温めることになります。

この同門会の内部では、基本的に親密で友好的なコミュニケーションが成立しますが、それでも同門会に属する全員が仲良しとは限りません。時には、ここでも先輩後輩の壁ができることがあります。医師の人間関係はなかなかどうして、一筋縄ではいきません。そもそも医師は、医師個人として国から免許を与えられているため、どうしても〝一匹狼〟的な存在になりがちなのです。

ともあれ、先輩後輩と仲良くできない人が多い医師の世界。お互いにもう少し心を開いて接するようになれば、医師同士の結束も高まり、日本の医療界全体に対して、もっといろいろな働きかけができると思うのですが。

患者が医師を「先生」と呼ぶ気持ちは分かる

先ほど、医師を「先生」と呼ぶのには抵抗があると話しましたが、どんなケースでも絶対にNGと考えているわけではありません。時と場合によっては、医師を「先生」と呼んでまったく違和感のないケースもあります。

1つは、患者が心から尊敬の念、感謝の念を抱いて、自分や家族の主治医・担当医を「先生」と呼ぶケース、そしてもう1つが、医師本人が自分の恩師である医師を「先生」と呼ぶケースです。

前者について、私自身、その気持ちはよく分かります。なぜなら、医師である私も時々別の医師のお世話になることがあるからです。

例えば3年前、私は実弟を肺がんで亡くしました。その時の主治医は、弟が入院してから亡くなるまで、誠心誠意治療に心を砕いてくれ、家族にも本当に良くしてくれたので、弟も弟家族もとても感謝していました。だから私も、患者の親族の一員としての感謝を込め、主治医を「○○先生」と呼んでいました。

また数年前、突然右上の奥歯が痛みだして夜も眠れず、翌朝駆け込んだ歯科医院で治療してもらったところ、わずか数時間で痛みがウソのように治まりました。あの時、私にはその歯科医院の先生がまるで神様のように見えたものです。だから私自身なんのためらいもなく、「□□先生、歯痛を治してくれて、ありがとうございます」と心の中で感謝しました。

このように、医師に命を救われたり、家族を助けてもらったり、激しい痛みを取り除いてもらったりするときなど、人はごく自然に素直な気持ちで、「先生、ありがとうございます」と感謝の言葉を口にします。そんな人間らしい言動についてまでは、もちろん私も否定するつもりはありません。

こうしたケースの裏返しで、私自身が患者から「加藤先生」と呼ばれることもあります。患者の痛みや不安を最大限取り除くことに、私自身がどれだけ貢献できているか、時に心もとなく思うときもありますが、患者はきっと素直な気持ちで「先生」と呼んでくれていると思うので、私も素直な気持ちで「先生」という呼称を受け止めています。念のために付け加えておくと、たとえ患者から「先生」と呼ばれたとしても、自分が患者よりも偉いなんて考えたことは一度もありません。これからもそんな勘違いをしないよう、自分で自分を戒めています。

「先生」と呼べる恩師・高橋俊雄先生

私が考える「医師を先生と呼んでもいい」ケースの2つ目は、自分にとっての恩師を「先生」と呼ぶ場合です。

私が京都府立医科大学医学部医学科に入学したのは1982年です。それから大学で6年間、大学院博士課程で8年間学び、済生会滋賀県病院で主に外科の勤務医として働いたのち、2003年に個人クリニックを開業しました。2024年で21年になります。これまでの30年以上に及ぶ私の医師人生において、本当にお世話になったと心からいえる恩師の先生は10人だけ存在します。ここでは、そのうち3人の先生の名前を挙げておきます。

まず、高橋俊雄先生です。高橋先生は東北大学医学部出身の外科医であり、世界で初めてがんのターゲット療法を開発したがん治療の権威でもあります。

ターゲット療法とは、モノクローナル抗体という抗体を使うがんの治療法で、ミサイル療法ともいいます。

ヒトの身体には外部から侵入した異物を攻撃し排除する「免疫」というシステ

ムがあり、異物を「抗原」として認識すると、それに対応して「抗体」が作られます。抗体は普通、複数の抗原に反応して何種類も作られてしまいますが、モノクローナル抗体は人工的に作った、混じり気のない1種類の抗体であり、ただ1種類の抗原だけを攻撃します。そこで、がん細胞と結合しやすいモノクローナル抗体を人工的に作成し、そこに抗がん剤を結合させてがん患者の体内に投与すれば、抗がん剤入りの抗体ががん細胞だけを攻撃してくれるので、副作用が少なく効果的ながん治療が可能になります。

高橋先生は若くしてアメリカのミシガンがん研究所に留学し、その後1970年代にターゲット療法を開発。帰国後は京都府立医科大学で助教授となり、秋田大学医学部に招聘《しょうへい》されて41歳の若さで教授になりました。その後、高橋先生は京都府立医科大学に戻って第一外科の教授になり、この時私は高橋先生の薫陶を受けることになります。特にお世話になったのは、博士論文執筆時で、私はがんの使用免疫を応用したターゲット療法で学位を取りましたが、その研究について教え、導いてくれたのが高橋先生だったのです。

高橋先生について、今でも忘れられない思い出があります。あれは私が京都府立医科大学大学院で博士課程の研究をしながら、高橋先生のカルテ作成のお手伝いをしていた頃ですから、おそらく1994〜1995年頃だったと思います。高橋先生はがんターゲット療法の開発者ではありますが、外科医として胃がん、大腸がんの手術を7000件以上執刀しました。日本外科学会、日本癌学会、日本DDS学会など多くの学会にも所属し、非常に多忙な先生でした。

その日も、都内で開催される学会のある委員会に出席するため、朝早く京都をたって新幹線で東京に向かったと思ったら、なんと昼過ぎに京都の大学病院にある研究室に戻ってきたのです。

驚いた私が「高橋先生、学会はどうしたんですか?」と聞くと、「一つの会議にだけ顔を出して、とんぼ返りで戻ってきた」とのこと。その理由を聞くと、自分が担当している胃がんの患者がいて、今日は手術の日取りを決めるための重要な話し合いをしなければならない、ということでした。がん治療の世界的な権威であり、名医の誉れ高い先生が、たった一人の患者のために、東京から2時間以上かけて戻ってきたというのです。

「一人の患者さんのためだけに戻ってきたんですか?」

「そうだよ。たとえ一人でも、患者が私の診察を受けるためにわざわざ紹介状を持って時間を作って不安な気持ちで来るのだから、診察するのは当たり前のこと。

私にはその患者を最後まで診る責任がある」

そう言って高橋先生は昼食もゆっくり召し上がることなく、午後1時の予約でやってきた男性患者を診察してから、東京の学会に戻るために再び新幹線に飛び乗っていきました。

「あんなに偉い先生が、ただ一人の患者のために往復5時間もかけて新幹線で戻ってくるなんて……」と、私は素直に感動してしまいました。しかし、高橋先生のすごさを本当に実感したのはそのあとでした。なんと、その日の夕刻、再び京都の大学研究室に東京から舞い戻ってきたのです。理由は大学の用事で研究科教育のためでした。そしてその用事を済ませると、学会の委員会メンバーと打ち合わせをするため、高橋先生はその日最終の新幹線で、三たび東京へと向かったのです。結局、高橋先生はその日11時間以上かけて京都~東京間を2往復半も移動したのでした。この事実はその後私の将来に大きな影響を与えました。

また「オリジナリティが重要だから、発想と直感で独自性を高めるようにしなさい」と言われたことがあります。これは医学研究のみでなく、各分野に言えることで、実はクリニック経営にも重要な因子です。オリジナリティは進化の種であります。

なお、高橋先生は1998年に京都府立医科大学を定年退職後、同大名誉教授となり、東京都立駒込病院院長、杏雲堂《きょううんどう》病院院長を歴任、現在は都立駒込病院と杏雲堂病院の名誉院長であり、東京医師アカデミー名誉顧問を務めておられます。

高橋夫人（絢子さん）にも何度か会ったことがあります。ある時、絢子さんに高橋先生の人物評を聞いてみたところ、「とにかくねちっこくて、諦めない人」と言っていました。私も自分を相当ねちっこいほうだと思っていますが、確かに高橋先生のねちっこさ、粘り強さは常人の域をはるかに超えています。医師に必要な資質として観察力、洞察力は重要ですが、諦めない粘り強さも大切な素養なのかもしれません。高橋先生は10時間以上かかる難しい手術も粘り強く涼しい顔でこなしますし、とにかく、患者の治療に関しては最後まで諦めません。どんなに絶望的な状況であろうと、最後の最後まで全力を尽くす。そんな高橋先生を「恩師」と呼べることを、私は今も誇りに思っています。

「先生」と呼べる恩師・山口俊晴先生

そんな高橋先生の一番弟子が、京都府立医科大学OBで私の大先輩でもある山口俊晴先生です。山口先生は、私が大学院でターゲット療法の研究をしていた時の研究チームリーダーであり、博士論文執筆時にもたいへんお世話になりました。

山口先生は京都府立医科大学を卒業後、秋田大学医学部で文部教官助手を務め、アメリカのテキサス大学ヒューストン校に留学し、母校の京都府立医科大の第一外科で助教授を務められたのち、胃がん治療のスペシャリストとして癌研究会附属病院の消化器外科部長、同病院消化器センター長、がん研究会有明病院病院長などを歴任しました。

がん研究所有明病院、通称〝がん研有明病院〟は686の病床を有する国内最大のがん専門病院であり、その始まりは1908(明治41)年、東京大学病理学教室内に設置された日本最初のがんの研究機関である「癌研究会」にまでさかのぼります。山口先生は、医学界では傍流の京都府立医科大学出身ながら、国内トップのがん専門病院の病院長を長年務め、退任後は名誉院長の称号まで授与されています。先ほどの高橋先生にしろ、この山口先生にしろ、学閥に関係なく国内トップにまで上りつめたのですから、その並外れた優秀さがうかがい知れると思います。山口先生は2年に一度診療報酬を見直す中央社会保険医療協議会（中医協）のヒアリングでも果敢に意見を発表し、手術点数を従来の2倍に引き上げるという功績も上げました。

今この本を書いている数週間前、高橋俊雄先生に同門会でずいぶん久しぶりに会いましたが、変わりなく元気でした。その時、私のクリニックが繁盛しているという話を同門の友人としていたのですが、山口先生はいきなりこんなふうに話しかけてきました。

「加藤君、キミのクリニックがどうして成功したのか、教えてあげようか？」

一瞬、きょとんとしてしまいました。すると山口先生は破顔一笑して、こう続けたのです。

「声だよ、声！　キミの患者は、キミのその声が聞きたくて外来に来るんだよ！」

言われて、はっとしました。自分の脳のＣＰＵを超高速回転させて、患者とのさまざまなシーンを思い返してみると、なるほど、いちいち思い当たります。

おかげさまで、私のクリニックは連日混み合っていて、多い日には午前中だけで100人以上の患者がやってきます。そうなると、午前中早めに来院した患者でも診察まで2時間以上待たせることが多々あります。そんな時「お待たせして、ごめんね」と一人ひとりに挨拶するのですが、なかには「たとえ2時間待っても、5分間先生の声を聞けば元気になって帰れるから、それで十分や」と言ってくれる患者もいるのです。

実は若い頃から、自分でもそう悪い声ではないと思っていましたが、山口先生に改めて指摘されると、自分のこの声が患者とコミュニケーションを取るときの大きな武器になっていることに気づかされました。山口先生によれば、私の声は「不安でいっぱいの患者を安心させる声」だそうです。

山口先生と会うのはおそらく10年ぶりくらいでしたが、「相変わらず、独自の視点をもっていらっしゃるな」と感じ入った次第です。

「先生」と呼べる恩師・児玉 宏先生

3人目の恩師は、1979年に日本初の乳腺クリニック&乳がん専門有床診療所を開業した児玉 宏先生です。児玉先生は京都大学医学部の出身で、1973

年から京都大学医学部第二外科で乳腺外来を担当し、京都大学医学部附属病院の乳がん手術を一手に引き受けてきました。

児玉先生の最大の功績は、それまで乳房全切除が当たり前だった乳がん手術に、乳房温存手術を初めて開発・導入したことです。正式名称を「児玉式大胸筋温存乳房切除術」といい、たとえ乳がんに冒されても、女性のシンボルである乳房をできるだけ残すように手術方法を工夫し、多くの患者からたいへん感謝されたと聞いています。児玉先生はその後もリンパ節郭清の縮小など、乳がん手術の傷痕ができるだけ残らないよう、さまざまな取り組みをしました。リンパ節郭清とは、乳がん手術の際にがん細胞だけでなく、がんの周辺にあるリンパ節を切除することです。がん細胞はリンパ節を経由して全身に広がっていく性質があるので、がんが転移している可能性のあるリンパ節は念のため切除しますが、児玉先生はこの手術でも工夫に工夫を重ねていました。私も児玉先生の「できるだけ乳房を残す」という考え方に共鳴し、児玉先生の手術法をさらに発展させて、1996年に日本初となる「加藤式大胸筋温存内視鏡切除術」を開発しています。

残念なことに、児玉先生は2022年12月に亡くなりましたが、同じ京都ということもあって、生前はずいぶんお世話になりました。私が２００３年に現在の個人クリニックを立ち上げるときも、いろいろと貴重なアドバイスをもらいました。

児玉先生が80歳を過ぎた２０１５年頃、突然先生のクリニックに呼ばれて「なんだろう？」と思って用件を聞いてみると、次のようなお話でした。

「私も80歳を超え、体力も落ちてきているので、そろそろこのクリニックを閉めようと思う。しかし、今もこのクリニックを定期的に受診してくれる患者がいるから、そんな患者たちを放り出すのはしのびない。私は京都大学、キミは京都府立医科大学で学閥は違うが、同じ京都でもあり、私はキミのことをずっと自分の後継者だと考えてきた。そこで、できればキミに私のクリニックを引き継いでほしいと思っているのだが、どうだろうか」

これはたいへんに名誉なことだと思いました。乳がん手術の権威である児玉先生が立ち上げた日本初の乳腺クリニックを、若輩者の私に引き継いでほしいと依頼されたのですから。当時、私が滋賀県草津市に立ち上げたクリニックは開業12年を迎え、経営は順調にいっていました。そこで、滋賀と京都の２院体制でなんとかクリニックを経営できないかと思い、クリニックの顧問をしてもらっている弁護士、税理士とも何度も相談しました。しかし、私のクリニックと児玉先生のクリニックとでは「法人」の登記の仕方が異なっており、あれこれ手を尽くしたものの、法律的に合併も売買もできないことが分かりました。

そんなわけで、児玉先生のありがたい申し出に添うことはできませんでしたが、私は今も、先生から教わった2つのことを励行しています。

1つは、児玉先生が手術で行っていた血管処理の手技です。大腸がんなどの一般的な手術における血管処理の原則は、「血管をケリー鉗子《かんし》ですくい上げ、2カ所を糸で結び、その真ん中を剪刀《せんとう》（＝ハサミ）で切る」というものです。しかし、乳がん手術の場合、扱う血管は最大でも太さ1ミリ程度。この細さの血管を糸で結ぼうと思うと、それなりに時間がかかります。そこで児玉先生は、もっと簡便かつ合理的な方法で血管を処理していました。ごく細い鑷子《せっし》（＝ピンセット）で血管をつまみ、電気メスで瞬時に焼くのです。糸で縛らなくても完全に止血し、かつ手術時間を大幅に短縮できるので、患者の負担も小さくなります。私は、児玉先生の手術を一度見学させてもらったときに、この手技を教わりました。きわめて合理的な手法なので、以来私も自分の手術にこの手技を取り入れています。

もう1つは、年末年始の休みの取り方です。私のクリニックの休診日は日曜と祝日のみで、長期のまとまった休みは取っていませんが、児玉先生にかつてこう言われました。

「加藤君、クリニックが連日満員で盛況なのはたいへん喜ばしいことだけど、年末年始だけは入院患者をゼロにして、スタッフ全員でしっかり休みを取らないとダメだよ。一年を通してだらだら診療を続けるのではなく、一年一年気持ちを新たにリセットしたほうが、クリニックの経営も長続きするんじゃないかな」

私も「なるほどそうか」と思い、毎年12月29日の午前中にはすべての患者に退院してもらい、29日の午後から翌年1月3日までクリニックを完全に休診にしています。この6日間が、私のクリニック唯一の長期休暇です。ただし、1月4日から早速乳がんの手術を始めるので、3日の午後4時には私がクリニックのカギを開けに来て、その日の夜、4日に手術する患者に入院してもらっています。


私が尊敬し、敬愛する恩師の先生方には、一つの共通点があります。皆さん、私よりずっと年上なのに、どこか〝かわいらしい〟一面がある、ということです。言葉ではうまくいえないのですが、愛すべき無邪気さがあるというか、いたずらっ子みたいで憎めない、という感じです。それはもしかすると、いくつになっても子どものような純真さ、素直さを失っていない、ということなのかもしれません。

人生の師・前田幸治氏

30年以上、私が強く影響を受け、人生の師と仰げる人物が前田幸治氏です。医師として素晴らしい先輩はご紹介しましたが、人としての魅力が凝縮した人物として前田幸治氏がいるのです。日本を代表する実業家として著名な方で、その迫力と繊細さと優しさは想像の範囲を超越しています。彼から学べることは枚挙にいとまがありませんが、聡明な頭脳と行動力と人となりは医業にも必要なものがあり、また開業するとき役に立つことばかりです。私は無意識ではありますが、常に前田イズムを心に診療と経営をしてきました。医師はとかく交際範囲が狭くなり、時に世間知らずに陥りやすいです。しかし、世間にはいろいろな人々が多様な価値観と現実の中に暮らしています。その人々と社会に心を寄せて、人とはいかなるものか、社会にはどんな仕組みがあるかを勉強することは医師の素養としても重要です。前田幸治氏は人を読み、社会を読み、時代を読み、必要性を感じとる天才的センスを具有されています。今の日本に不足している情熱や執着や尊厳を彼の言葉や行動から思い起こすことができるのです。開拓者としての資質は医療にも開業にも研究にも通じるものがあります。だから同席すると楽しくて面白くて仕方なく、好奇心をそそられ、そして必ずまたがんばろうと元気をもらえるのです。

前田幸治氏から学べたことを一部紹介したいと思います。

・大事なのはセンスである
・気遣い、思いやり、心くばり
・挑戦し続けるために本を読み勉強せよ
・人に与えよ
・オンとオフを切り替えよ
・真面目な人を応援する
・人は育成より選抜を重視
・進化と変革　夢と感動　妥協しない

彼は実業家として一流であると同時に、いつもご本人は趣味とおっしゃっていますが日本競馬界の代表的オーナーブリーダー、ノースヒルズのリーダーとしても著名です。日本ダービーをキズナ、ワンアンドオンリー、コントレイルで優勝し、海外競馬への挑戦も多く日本競馬の存在感を世界に発信されています。社会に感動と喜びと夢を与えることが前田幸治氏の遺伝子の中に組み込まれていることは間違いありません。それは事業への成功へのヒントが必ずあるはずです。公私にわたり、本当にお世話になっており、その優しさと厳しさにはいつも感謝と畏敬の念を忘れたことがありません。また少しでも認めてもらいたくて、毎日がんばっています。人生の師として、彼の存在は私の中では30年間いつも大きな支えであり、私にとってはまさに先生なのです。

病気を診ずして病人を診よ

今、こうして医師になった自分の半生を振り返ってみると、恩師の先生方から教わったことは、それこそ山ほどあります。しかし、そんな数々の教えも、実はごく短い言葉に集約できます。それは「一人ひとりの患者に寄り添い、患者と同じ目線で治療にあたれ」。

例えば、高橋俊雄先生は身をもって私にそれを教えてくれました。がん治療の世界的権威であり、日本外科学会や日本癌学会の主催会長を務めています。日々研究指導と手術に忙しい体でありながら、高橋先生は自分が執刀した胃がん患者の予後を診るそのためだけに、まるでそうするのがごくごく当たり前のように、往復5時間以上をかけて京都と東京を往復していました。患者が貴重な時間を使って来院してくれるのだから、自分も貴重な時間を使って診察するのが当たり前だ。そんなふうに、医師も患者も平等だと普通に考えられる医師が、この社会にどれくらいいるでしょうか。もしも高橋先生が、「先生」と呼ばれて偉そうにふんぞり返っている医師だったら、このような発想は絶対に思い浮かばないはずです。ほかにも「身の丈で生きなさい」と言われたことも心に残っています。

高橋先生にはまた、こうも教えられました。

「患者に『99％大丈夫です』なんて中途半端なことは言うな。『100％大丈夫！』と言ってやれ」と。

もし、理論的に正確を期そうとすれば、治療の効果が100％確実ということはあり得ません。つまり、患者に「100％大丈夫！」と言うことは、科学的にはきわめて不正確であり、見方によっては不誠実な言い方にもなります。しかし高橋先生は、「患者を安心させてあげたいときに、科学的な1％の言い訳なんていらない。医師も科学者の端くれではあるが、たとえ科学者として間違っていたとしても、患者の気持ちにきちんと寄り添いなさい」と教えてくれたのです。私も本当にそのとおりだと思っているので、今でも患者に「100％絶対大丈夫！」を連発しています。

がん治療の現場に長年携わっていると、時には目を覆いたくなるほど悲惨な場面に遭遇することもあります。ただひたすら暗澹《あんたん》たる思いに沈むこともあります。しかし、ほんの少しでも未来に明るい希望が見えるのであれば、その希望を患者に伝えたいし、その希望を私も共有したい。そのためには、たとえ科学者失格と批判されても、その批判は甘んじて受け止めます。

高橋先生の「99％大丈夫って言うな」ではありませんが、私も絶対に口にしない言葉がいくつかあります。それは、「どうしてもっと早く来なかったのか」と「なぜ、こんなふうになるまで放っておいたのか」です。どちらも医療ドラマでたまに耳にする言葉ですが、私はその2つを言ったことはないし、そんなふうに思ったことさえありません。

ある患者が私のクリニックを受診したとき、たとえその時点で病状がかなり進行していたとしても、その患者にはそれなりの事情があったはずです。受診するのが怖かったのかもしれないし、お金がなかったのかもしれないし、忙しかったのかもしれないし、家族に言い出しにくかったのかもしれない。それをあとから医師が責めても100%無意味だし、患者にいたずらにストレスを与えるだけです。そんな無意味なやりとりに時間を費やすより、医師が初めて診察したその瞬間から、どうすることがその患者にとってベストなのか、最良の選択をするために時間と頭を使うべきです。

「病気を診ずして病人を診よ」という箴言《しんげん》があります。東京慈恵会医科大学を創設した高木兼寛という人の言葉だとされていますが、医師という仕事の神髄を表す言葉であり、私の頭を時々よぎる言葉でもあります。進行したがんは医師と患者の共通の敵であります。

仮に、ここに乳がんを発症したAさんという女性がいるとしましょう。私のような乳がん専門医から見れば、乳がんそのものを治すことはそれほど難しいことではありません。基本的には外科手術でがん細胞を切除し、再発予防のためリンパ節をきれいに郭清《かくせい》してから、あとは乳がんのタイプに応じて、ホルモン剤、抗がん剤、放射線などを併用していけばいい。しかし、私たち医師の仕事は、乳がんそのものを治すことではありません。乳がんを発症したAさんがこれから心身ともに元気で健康な人生を送っていくにはどうすればいいのか、最良の選択肢をAさんやその家族とともに考え、実行していくのが仕事なのです。職分なのであります。

病気を診ずして病人を診よ。言い換えれば、乳がんを診ずしてAさんを診よ。Aさんは今、何歳なのか。どんな職業に就いているのか。仕事をしているとすれば、休みは取れるのか。家族構成はどうなっているのか。身内に乳がんにかかった人はいるのか。結婚しているのか。子どもはいるのか。経済状況はどうか。趣味は何か。乳がんについてどんな知識を持っているのか。どんな人生観を持っているのか。これからどんな人生を歩んでいきたいと考えているのか……。痛みや病状以外にも、医師として知っておくべき事柄は数多くあります。それらをすべて勘案し、総合的に考えたうえで、Aさんに対して、いつからどのような治療法をどのように実行していくのか、決断を下さなければなりません。

例えば、Aさんが27歳で半年後に結婚式を控えているという場合、今すぐ手術するのか、とりあえずホルモン療法から始めるのか、結婚式のあとに手術を行うのか、あるいは治療に専念するため結婚式を延期するのか、選択肢はいくつも考えられます。一方、乳がんは種類によって進行の速さが異なるため、医師としての的確な状況判断も求められます。

あるいは、Aさんが90歳のおばあさんだったら、治療方針も自ずと変わってきます。結局、患者一人ひとりにオーダーメイドの医療を提供することが、私たち医師には求められているのです。ガイドラインには記載がないこのような社会的個人的因子は時にエビデンスより優先すべき時があるのは誰でも理解できるでしょう。

病気ではなく病人を診るのは、このように複雑で難しい仕事になります。しかし、それだからこそ、治療がうまくいって患者が心身ともに健康を取り戻したとき、患者やその家族から感謝されるし、医師もその喜びを共有できます。「医師は先生であり、患者より立場が上」なんて思い上がっている医師は、このように患者に寄り添うこともできなければ、喜びを共有することもできないと考えます。

再発したがんでも、完治する可能性はある

時には私たち医師が患者から希望をもらうこともあります。というのも、一般的には治療が難しいといわれている再発がんから見事生還し、奇跡的にがんを完治させた患者が時々現れるからです。まさに患者は医師の師なりです。

再発がんを克服し、その後10年以上完治を継続している症例を、私は個人的に「ハッピーケース」と命名しています。すべてのがん患者とその家族に向けて、未来への明るい希望を感じてもらうために、私のクリニックで扱ったハッピーケースを2例紹介します。

2006年10月、当時31歳のKKさんが初めてクリニックを受診したとき、すでに彼女は再発した末期がんに冒されていました。専門用語で表記すれば、「右乳がん（T3N1M1）、肺転移あり」になります。

すべてのがんは「T○N○M○」で表します。Tはがんの大きさ、Nはリンパ節転移があるかどうか、Mは遠隔転移があるかどうか。KKさんはT3N1M1

なので、右乳房に3センチのがんがあり、リンパ節転移あり、遠隔転移（彼女の場合は肺転移）あり、の状態です。「M1」、つまり遠隔転移があるという表記だけで、医師が見ればステージ4の末期だとすぐに分かります。

KKさんはもともと名古屋市在住で、結婚して、小さな子どももいました。最初に発症した乳がんは完治しましたが、数年後に名古屋の病院で乳がんの再発と診断され、私のことを聞きつけて、はるばる名古屋から滋賀県まで受診しに来たのでした。

初めて診察したとき、正直に言って「これは厳しいなあ」と思いました。なにしろ初診の時点で、すでに肺転移があるのです。KKさんも病状は深刻であると自覚していて、終始うつむき加減で覇気がなく、声も弱々しかったのを覚えています。

がんが再発して遠隔転移がある場合、一般的には薬物治療が中心になります。遠隔転移がある以上、がんの原発巣を手術で取り除いてもあまり意味はなく、全身に広がったがんにはむしろ抗がん剤のほうが有効だと考えられるからです。

しかし、私はもともと外科医でもあり、「手術で取れるがんはすべて取ってしまおう」というのが基本的な治療スタイルです。なぜなら、患者は一人ひとり体質が違うし、がんの種類もいろいろあり、抗がん剤は実際に使ってみなければ効くかどうかは分からないのです。一方、手術であれば確実に一定量のがん細胞を取り除けます。乳がんの手術で命を落とす人はいないし、乳がんは胃がんなどと違ってごく表層にあるので、１時間もあれば目に見えるがんはほぼすべて取り除けます。そうしておいてから薬でがんをたたいたほうが、体内に残っているがん細胞の量が全く異なるので、薬が有効だった場合、治療効果も高まります。

ＫＫさんの場合は、原発巣である乳がんもそれほど大きくなかったし、肺転移もそれほど進んではいなかったので、ただちに外科手術を提案し、同意を得ました。ちなみに、手術で取り除くのは原発巣の乳がんのみです。転移したがんは切除してもすぐにまた増えてくるため、手術で取ることはありません。

そうやってまず乳房のがん細胞を徹底的に取り除いてから、ＫＫさんに対する本格的な薬物治療が始まりました。幸運だったのは、抗がん剤ハーセプチンがＫＫさんのがんにきわめてよく効いたことです。抗がん剤の副作用はきつそうでしたが、肺に転移したがんが見る見る小さくなっていったので、ＫＫさんの表情も日に日に明るくなっていきました。そして数カ月後、ついにＣＴ画像から病変の影が消えました。専門用語でＣＲ（Complete Response＝完全奏功）といい、すべての病変が消失し、新出病変がない状態を指します。別の言い方をすれば「完治」です。手術療法と薬物療法の合わせ技（専門用語で集学的治療といいます）が功を奏した好例です。

以来、現在までの17年間、ＫＫさんの完治の状態は継続しています。いまや完全に「がんを克服した」といっていいと思います。17年前にがんが再発したとき、名古屋の病院で「お子さんの成長を見届けるのは難しいでしょう」と言われたそうですが、その子どもも今では立派に成人しました。ＫＫさんは今も2～3カ月おきに私のクリニックで再発チェックを受けていますが、おそらく、もう再発することはないと考えています。

２００2年8月、ＭＴさんは右乳房に違和感を覚えたためにクリニックを受診し、乳房にがんが見つかりました。早期発見だったため、できるだけ早い日程で手術をセッティングし、右乳房からがん細胞を取り除きました。その際、右腋窩のリンパ節13個のうちの2個に転移が見られたため、そちらも取り除きました。

乳がんは、たとえ早期発見でも再発する場合があります。そのため、乳がん切除をした患者は、術後10年間は定期的に再発していないかどうか、チェックを続ける必要があります。再発する場合、多くは術後４～５年で再発します。術後10年を過ぎて何もなければ、再発する可能性はかなり低くなります。逆に術後１～２年で再発する場合は、がん細胞の増殖がそれだけ速いわけですから、予後の悪いケースが多いです。また、最初の乳がん手術の際、リンパ節転移があった場合は、なかった場合より再発リスクが高まります。

ＭＴさんの場合はリンパ節転移があったので、私は再発の可能性があると判断し、２カ月おきに来院して再発チェックを受けるよう指導しました。すると、手術から６年が経過した２００８年８月、ＣＴ画像で小さな病変ながらも肺転移が発見されました。ＭＴさんの場合、切除した乳房には病変が認められなかったので、ただちに薬物治療のみを開始。すると、やはり抗がん剤ハーセプチンが劇的に効果を上げ、数カ月後にはきれいに病変が消えました。ＣＲ、つまり完治と認められます。

その後、現在まで15年以上経過しました。ＭＴさんは２カ月おきの受診をいまだ継続していますが、がんの完治も継続しています。再発がんが薬物療法だけできれいに完治したのです。

ＫＫさん、ＭＴさんのように再発がんを克服し、その後10年以上完治が継続している「ハッピーケース」を、私は少なくとも7例は見ています。数は決して多くありませんが、再発がんでも奇跡的に完治する例は確実にあります。

こうした実例を経験すると、医師も看護師も、患者の命と健康を守るため、最後の最後までがんばれるようになります。最も重要なことは、がんの再発を可能な限り早期に発見することです。触診、画像診断、腫瘍マーカーを指標に、医師は観察力、洞察力、さらにはそれまでの薬物使用の経験とノウハウをフル回転させて再発がんに立ち向かわなければなりません。もし、再発がんでも完治するというケースを経験していなければ、「再発がん」と聞いただけで完治を目指すのを諦めてしまい、痛みや胸にたまった水を取るなど、対症療法に終始してしまう恐れがあります。「ハッピーケース」はがん患者にとってだけでなく、私たち医療スタッフにとっても未来を照らす希望の光なのです。

第3章

「クリニック経営は究極のサービス業」ビジネスの視点なくして必要とされるクリニックにはならない

大学教授への道を諦め、民間病院へ

私は今、乳がんの専門医として自分のクリニックを開業しています。しかし、現在のように独立開業するまで、いくつかの紆余曲折《うよきょくせつ》がありました。

そもそも、１９８２年に京都府立医科大学医学部に入学したとき、私の将来の夢は医学の研究者になることでした。そのために大学時代の6年間は懸命に勉強し、大学は筆記試験を優秀な成績で卒業しました。大学院の博士課程に進学すると、がん治療の世界的権威として知られている高橋俊雄先生の第一外科に入局します。自分の研究テーマには、高橋先生の専門でもある「がんのターゲット療法」を選びました。研究チームのリーダーは、高橋先生の一番弟子である山口俊晴先生でした。この時点で私の思い描いていた未来は、大学院修了後も大学に残って研究を続け、大学助手、大学講師、大学助教授を経て大学教授になること。そうやって自分の一生を教育と研究活動に捧げ、世界に認められる一流の研究者になりたいと考えていました。

ところが、私の夢はあえなく挫折します。大学院で博士論文を書き、外科学で「医学博士」の博士号を取得したものの、大学院を修了するとき、高橋先生から済生会滋賀県病院への赴任を言い渡されたのです。高橋先生、山口先生が自分たちの後継者として私を指名してくれれば、私は大学に残れたのですが、外の病院に行けということは、学者として出世競争に敗れたことを意味します。私は失意のうちに大学を離れました。言い換えれば適性のある方向に導いてもらったと思います。

研究者として博士号を取り、大学教授になる。そんな私の夢は中途半端に終わりましたが、立ち直りが早いのも私の特質の一つです。当時の私にとって、民間病院の勤務医になるということは、大学という象牙の塔から〝下野〟した感覚だったので、「どうせ下野するなら、いつかは開業医になってビジネスで成功してやろう」と考えを切り替えました。常にポジティブな性格で、逆境には強い抵抗力があるのも自覚しています。

1996年4月から私が勤務することになった済生会病院は、京都府立医科大学の関連病院でした。医学界では、関連病院はしばしば「ジッツ」と呼ばれます。

ジッツ（sitz）はドイツ語で「座る」という意味です。病院は恒常的に医師が不足しており、医大は医師の研修先や就職先を必要としているため、病院と医大はしばしば協力関係を結び、人材とポストを融通し合います。京都府立医科大学は150年以上の長い歴史があるため、関西一帯に関係性の深い関連病院を持っていました。

済生会病院で私は着任早々、第一外科の外科医長を任されました。それまでに京都府立医科大学附属病院で8年間のキャリアがあったため、胃がん、大腸がんなどのがん手術や、交通事故などの外傷の治療も一人前にこなしてきていたからです。しかし着任早々に駆り出された無料の乳がん検診で、早期のがんを次々に発見したため、乳がんやその疑いのある患者は私が担当するようになり、いつしか乳がん専門のようになっていきました。

救命救急の現場で、医師としての技量・力量が試される

この済生会病院では、その後の医師人生の礎となる、貴重な経験を積み重ねることになります。それは救命救急、いわゆるER（Emergency Room）の現場で

働くことです。

済生会病院は、当時から第三次救命救急医療機関に指定されていました。ほかの医療機関では対応できない重篤な患者を専門に受け入れる病院であり、地域医療の最後のとりでとなります。三次救急で対応する主な傷病は脳卒中、脳梗塞、心筋梗塞、肺梗塞、くも膜下出血、急性大動脈解離、敗血症、交通事故による多発外傷、広範囲熱傷、急性中毒など、救急車で病院に搬送されてくるのは生命の危険のある患者ばかりで、一年365日、一日24時間、受け入れ体制を維持し続けなければなりません。

ただ、当時の済生会病院には、救命救急を専門に受け持つ部門がありませんでした。そのため、主に若手の外科医が中心となって、通常の外来診療業務のかたわら、交替制で救命救急に当たることになっていました。私もその担当の一人で、定期的に当番が回ってきます。当直の夜はほとんど眠れません。例えば深夜2時に看護師にたたき起こされて心筋梗塞の患者に対応し、30分だけ横になったと思ったら、今度は午前4時から急性腹膜炎を起こした急性虫垂炎（盲腸）の緊急手術。救命救急では、自分の専門がどうの……などと言っていられません。とにかく目の前の患者の命を救うことが責務ですから、その場その場で的確に判断し、処置することが求められます。

ＥＲはよく〝野戦病院〟にたとえられますが、まったくそのとおりです。現場では別の医師や看護師を怒鳴りつけることもあれば、逆に私が看護師から怒鳴られることもあります。とにかく、みんな必死なのです。目の前で消えかけている患者の命の灯を消さないよう、全員が全力でがんばる。いや、１２０％、１５０％の力でがんばるのです。しかしそれでも、救えない命があります。運ばれてきた患者を死なせてしまったときは本当に落ち込むし、逆に奇跡的に一命をとりとめることができれば、チーム全体で喜び、感動します。

「面白い」と言うと語弊があるかもしれませんが、私には救命救急の現場が楽しくて仕方ありませんでした。少しでもミスをしたら患者を死なせてしまうという極限状態の中で、瞬間瞬間に、医師としての技量と力量が試されます。これほどやりがいのある仕事はありません。始終アドレナリンが出ずっぱりで、「自分は今、ここで生きている」ことを実感できるのです。

私の乳腺胸部外科はいつも大入り満員

私にはなぜか乳がんを視触診で早期発見できるスキルがあると分かってから、乳がん治療に対しても俄然《がぜん》興味が湧いてきました。また、乳がんで若いお母さんが亡くなり、その娘がすがりついて泣いている様子を目の当たりにしたことも、乳がんを専門に研究してみようと思うきっかけになりました。

それで自分なりにいろいろ調べてみると、乳がん治療でその当時大きなテーマになっていたのが、乳がん手術でいかに乳房を温存したままがん細胞だけ切除するかということです。それまでの乳がん手術は乳房全切除が原則でしたが、乳がん患者には「女性のシンボルである乳房をできる限り残したい」という思いがあり、「その思いに最先端の医療がどこまで寄り添えるか」に注目が集まっていたのです。すでに、京都大学の児玉　宏先生が乳房温存手術の手法を開発していたので、私としては、その手術をさらに一歩進めたいという気持ちがありました。私は大学院で8年間がんを研究していたので、新たな手法を開発できるだけの能力が自分にはあるはずだと確信していました。

そうして1996年8月に私が開発したのが、乳腺内視鏡手術です。2センチ以下の早期がんであれば、内視鏡を使いながら乳房内のがん細胞のみを取り除けるため、手術の傷痕が目立ちにくく、乳房のシルエットを美しいまま保てる可能性が高まります。この内視鏡手術の手法を取り入れてから、患者同士の間で口コミによる評判が広がったのか、私の診察を受けに来る乳がん患者が急増しました。そのため、いつからか従来の「外科」とは別に「乳腺胸部外科」という新たな診療科を設けることになります。乳がん手術の実績も着実に増えていき、私が病院勤務を始めた1996年には年間10件程度でしたが、7年後には年間80件と8倍に増えました。とはいえ、私が外来患者を診るのは週2回だけ。救急救命の当番もずっと続けていたので、週2日が限界でした。そのせいか、私の診察日には患者が殺到し、診療終了時刻の17時になっても、私の診察室だけ待合室の外まで多くの患者があふれている状態。それを見たほかの診療科の医師からは、驚かれたり同情されたりしていました。私の外来だけいつも大入り満員になっていることは、病院内でもちょっとした話題になっていたみたいです。

これは少々自慢話になってしまいますが、長年赤字に苦しんでいた済生会病院が黒字経営に転じたのは、乳腺胸部外科で患者数が急増したことが大きな要因だったと、のちに病院の院長から聞いたとき、「オレは独立開業してもやっていける！」と大いに自信を深めました。京都府立医科大学の大学院時代、自分が乳がんにほとんど興味を持たなかったことを思うと、人の人生なんてどこでどう変わるか、分からないものです。運命とか、巡り合わせとか、そんな科学者らしからぬことを思わず考えてしまいます。

済生会病院に来て6年後、いろいろな疑問が生まれる

済生会病院で初めて体験した救命救急の現場は、医師としてとてもやりがいのある現場でした。しかし、過酷な現場に長年身をおいていると、自分でもまったく気づかないうちに、心身のダメージが少しずつ蓄積されていくと感じます。自分で自分を褒めてやりたいケースがいくつもあります。住宅火災で全身に大やけどを負った患者に対して、ほぼ24時間付きっきりで処置と経過観察を続け、一命をとりとめたり、頭部外傷による急性硬膜下血腫を起こした患者に、血腫を取り除くための緊急開頭手術を実施したりしました。がん外科では絶対に遭遇し

ない場面にいくつも遭遇し、そのたびにきちんと結果を出してきたと自負しています。

しかし、思い出すのもつらいケースがいくつもあります。

深夜、一人の男子高校生が、右腕がぶらぶらの状態で搬送されてきました。オートバイによる事故だそうです。骨が砕け、神経も血管もずたずたにちぎれていて、薄い皮膚と一部の筋肉だけで胴体につながっている状態です。整形外科医とも相談しましたが、すでに右腕の組織のほとんどが壊死《えし》しており、このままでは挫滅症候群による生命の危険もあるため、右腕を切断するしかないと判断しました。患者本人にはすでに意識がありません。私は、深夜にもかかわらず駆けつけてきた患者の父親に厳しい宣告をするしかありませんでした。「命を守るため、右腕を落とします」。その時の父親の、魂の抜けたような絶望的な顔。まだ16～17歳にしかならない若い男の子が、これから先の長い人生を右腕のないまま無事に生きていけるだろうか……。そう思うと、なんともいたたまれない気持ちになりました。

開胸心マッサージも二度経験しました。

「心臓マッサージ」と聞いて一般の人が思い浮かべるのは、患者の胸に両手を置き、上から体重をかけて力強く押す胸骨圧迫式の心マッサージでしょう。しかし、それでも患者が蘇生しなかった場合は、さらに強力な開胸心マッサージを施すことがあります。どうするかというと、患者の横隔膜をメスで切開し、そこから胸腔内に手を入れて心臓をつかみ、心臓を直接もみほぐす方法です。なんとも乱暴な方法ですが、止まってしまった心臓を再び動き出させて、脳になんとか血流を送り届けるための最終手段が、この開胸心マッサージなのです。

最初に経験したのは、交通事故で心肺停止になった患者でした。外傷の程度は重く、ＡＥＤや通常の胸骨圧迫では効果がないと判断し、ただちに腹部から横隔膜ごと切って手を入れました。目の前で死んでいく若い命を救うには、これしか方法がないと思ったからです。右手で心臓を探り当て、強く握りしめようとしたその時の、すかっという、まったく手応えのない空虚な感触。本来、心臓はけっこう硬い筋肉の塊ですが、その患者の心臓はすでに破裂していて、まるで空気の抜けた風船をつかむよりも頼りない感触でした。そこにあるはずの心臓がなかったかのようなむなしさと無力感。あの時の衝撃的だった感覚は今でも忘れられません。

そんなきつい経験を何度か続けるうちに、「これは、かつて自分が思い描いていた人生とは違う」という気持ちが少しずつ芽生えていきました。子どもの頃から医師になるのが夢だったので、国立大学附属の小学校時代から勉強に真面目に取り組み、中学校、高校も優秀な成績を上げ、大学受験では慶応大学医学部も筆記試験で2回合格しました。京都府立医大を卒業して医師免許を取り、大学院では博士号も取りました。そんな自分がもしも有能ならば、自分の有能な部分を社会のために役立たせて、それで自分も幸せになろうと思っていました。しかし、今のように日常的にきつい経験ばかり続けることが、自分にとっての幸せになる道なのかというと、どうもそうではない気がしてきたのです。当時の勤務医としての報酬は、手取りで30万〜40万円ほど。これも高いのか低いのか、よく分かりません。そんなふうにいろいろな疑問を感じ始めたのが、済生会病院に来てから6年たった頃のことでした。

クリニックの開業資金3億円のめどがつく

民間病院の勤務医が独立開業を考えた場合、まず考えなければならないのはどんなクリニックを建てるのか、です。診療のみを行う施設にするのか、病床を備えて患者が入院できる施設にするのか。また、医師の住居を併設するのか、しないのか。全体として、どれくらいの規模の施設にするのか……。私の場合は、医療行為として乳がん手術も想定していたので、患者が入院できる病床も必要になります。また、手術を行うとすれば手術室が必要で、そのための機材も装備しなければなりませんし、マンモグラフィやＭＲＩなどの検査装置も必要になります。

そこで重要になってくるのが開業資金です。当然、医師は医学・医療のプロではありますが、経営や財務については完全に素人です。実際に個人でクリニックを開業するとき、どのような費用がどれくらい必要なのか、土地代とか建築費とか、最初は皆目見当もつきませんでした。その当時、友人の医師で開業した者もいなかったので、私の場合はすべて独学です。ただし、総合病院に勤務していたので、検査や治療に使用する医療機器の価格はおおよそ分かっていました。

そこで、あれこれ勘案して、開業資金は多めに見積もって3億円としました。とはいえ、私にそんな巨額の蓄えはありません。6年前に4000万円でマイホームとして購入したマンションは1000万円でしか売れませんでした。その他、私の両親の老後の蓄えから2000万円をありがたく借用し、かき集めた自己資金は合計3000万円。残りの2億7000万円は銀行から借りるほかありません。しかしなんの担保もなく、一介の勤務医にすぎない私に、銀行は2億7000万円もの事業資金を融資してくれるのか不安でした。

そこで、まずは済生会病院に出張窓口があった滋賀銀行にビジネスローンを申し込みました。自分で言うのもなんですが、根が真面目なので、一日に来院する患者数もごく控えめに見積もり、事業計画も返済計画もごくごく地道なもので、特にハッタリをかましたりもしていません。ところが、担保設定も何もないのに、ローン審査にあっさり通ってしまいました。この展開に、私のほうが驚いてしまったくらいです。

いったいなぜ、勤務医の私がいとも簡単に銀行の審査に通ったのか。銀行側に確かめたわけではありませんが、私には思い当たる節があります。

私が8年間勤務していた済生会病院には、1階に滋賀銀行の出張所があって、その窓口からは、病院1階にある各診療科の外来診察室と待合室が見渡せます。私の担当である乳腺胸部外科外来に多くの患者が殺到している様子を、銀行のスタッフは恒常的に見ていたのでしょう。なにしろ、私の外来だけ患者が長蛇の列を作っているのですから、いやでも目に付くはずです。私には一定数の患者が付いており、新規の患者も日に日に増えているので、独立開業しても、クリニックは安定して高収益が見込めるはずなどと考えたのではないかと推測しています。

さらにいえば、私の乳腺胸部外来が済生会病院全体の収益を支えていることを帳簿のうえからも知っていて、「この医師なら患者をたくさん集められるし、2億7000万円を融資しても問題ないだろう」と判断したのかもしれません。

最近、ある銀行関係者から聞いた話ですが、今の銀行は医師の開業資金に1億円までしか融資しないことになっているそうです。そういう意味では、「時代」も良かったのかもしれません。

ともあれ、「開業資金3億円」のめどがついたので、私の独立開業計画はにわかに現実味を帯びて動き出しました。2001年10月のことです。

開業予定地の第一候補を滋賀県草津市に決める

銀行からの融資により、開業資金3億円を用意できることが分かりました。次のステップは、クリニックをどこに建てるのかという、開業予定地の選定です。

クリニックは、そこで「診療」という営業活動を行うわけですから、できるだけ多くの患者（＝お客さん）に来てもらえるよう、商業施設を建てるのと同様に立地や場所選びがきわめて重要になります。

まず、周辺人口がある程度大きくなければ、通院してくれる患者数を確保できません。人里離れた場所にぽつんと立っているクリニックを、かかりつけ医に選ぶ住人はいません。鉄道駅やバス停留所が近いなど、交通アクセスも重要です。交通に不便な場所では、多くの人が行くのをためらいます。診療所やクリニックの場合、特に高齢者が利用頻度の高い患者（＝リピーターとなるお客さん）になりますから、アクセスしやすいことが絶対条件です。かといって、逆に交通量の多い幹線道路に面していたりすると、歩行者の安全が確保できなかったり、排ガスによる大気汚染が心配だったり、医療施設として不適格と見なされます。私のクリニックでは、入院患者のための病室も備えるつもりでしたので、できれば周辺環境は閑静なほうがいいと考えていました。もちろん、アクセスも周辺環境もいいに越したことはありませんが、都会のお屋敷町などは地価がとんでもなく高いです。

さらにいえば、自分にとってある程度のなじみや地縁のある土地のほうが望ましいと思います。「まったくの新天地ですべてをゼロから始める」というのは潔くてかっこいいですが、例えば関西人が関東で暮らすなど、これまでとはまったく異なる環境に身をおくことは、医師本人のストレスにもなります。友人・知人など、それまでに築いた人的ネットワークも十分に活用できなくなります。特に、私のような勤務医が独立開業する場合、それまでの診療実績をアピールするなら、勤務していた病院からあまり離れないほうがいいですし、病院から患者を引き継ぐ場合は、病院からの距離やアクセスを十分に配慮しなければなりません。

つまり、開業予定地の選定については、周辺人口・アクセス・利便性・環境・地価・地縁のバランスを総合的に勘案する必要があります。

そうした結果、まず候補地として漠然と頭に浮かんだのが京都市内です。京都には母校・京都府立医科大学があり、都合14年間も通ったので、私自身、土地勘は十分あります。周辺人口も多いし、基本的に交通アクセスもいい。また、「京都」には上品で華やかなイメージがあり、これは大いにプラスのポイントです。最大の難点は、地価が高いこと。「3億円」は、個人のクリニックの開業資金としては大きな金額だと思いますが、京都市内にクリニックを建てようと思えば、敷地面積を極端に小さくするか、ものすごく辺鄙《へんぴ》な場所にするしかありません。さらに、京都といえば、乳腺クリニックの創始者であり、大先輩でもあり、恩師でもある児玉 宏先生が開業しているところです。同じ京都という町で児玉先生と患者の取り合いはしたくないので、「京都はやっぱり難しい」と早々に諦めました。

次に頭に浮かんだのは滋賀県栗東《りっとう》市です。栗東市は、私が8年間勤務した済生会病院のある町です。それまで私の外来に通ってきていた患者を新たなクリニックで引き続き診察するには、やはり距離的にそれほど離れないほうがよいと判断しました。主な公共交通機関としてはJR西日本が管轄する東海道本線（琵琶湖線）の栗東駅があります。しかし、気になったのは町のにぎわいの点です。栗東市は人口が約7万人で、一時期は盛んに企業や工場を誘致していたようですが、商業施設はあまり発達せず、人々が街歩きやショッピングを楽しむという感じの町ではありませんでした。私のイメージ（あくまでも個人的なイメージです）では、〝人々がにぎわう町〟というよりも、日本中央競馬会が競走馬を飼育・管理・調教している〝栗東トレーニングセンターのある町〟という感覚でした。この町にクリニックを開業して、はたして多くの患者が来てくれるのか、少々疑問でした。

そこで着目したのが、栗東駅より1つ京都寄りの草津駅がある滋賀県草津市です。草津はかつて東海道と中山道の2つの街道にまたがる宿場町（草津宿）であり、室町時代から栄えた歴史ある町です。人口約14万人は滋賀県の県庁所在地の大津市に次いで県内2番目で、しかも人口密度は大津市とほぼ同じです。工業だけでなく商業も盛んで、近鉄百貨店、イオン、エイスクエアなど商業施設も充実しています。しかも、済生会病院のある栗東市に隣接しているので、病院で私が担当していた患者も通院しやすいと考えました。そして最大の魅力は、そこそこ栄えている町ながら、京都と比べて地価が格段に安いことです。

済生会病院で私が診ていた患者の多くは、乳がん患者です。そして乳がんの再発率はおよそ30％といわれています。つまり、乳がんを一度発症した患者の3人に1人近くは再発するわけです。

今から20年ほど前までは、「がんが再発すると、ほぼ助からない」と考えられてきました。しかし今日では、再発がんでも完治する可能性はあります。命を助けるポイントは、がんが再発した場合にいち早く発見して、ただちに治療を始めることです。そのためには、乳がん手術後の定期検査が絶対に必要で、定期検査の間隔は患者の年齢・体質や乳がんの種類によって異なり、おおよそ2カ月から1年おきくらいです。そんなわけで、済生会病院で私が乳がん治療にあたった患者は、その後も私が継続的にしっかり診ていきたいし、また、そうする責任があると思いました。

ともあれ、周辺人口・アクセス・利便性・環境・地価・地縁のバランスを総合的に勘案して、私のクリニックを開業する場所は、草津市内を第一希望にしました。

なお、滋賀銀行から事業資金の融資を受けることが決定した時点で、弁護士、税理士、司法書士、不動産業者、建築設計事務所、建設会社など、開業するにあたって取引や業務委託が必要になる業者を銀行から紹介されていました。そのため、2001年の段階では、紹介された不動産業者にまず土地探しを依頼しました。草津市内を中心に、「敷地面積150坪程度、駅から徒歩5分以内、予算1億円」などの条件で開業候補地を何カ所か探してもらうことにしたのです。

2003年11月、ついにクリニックの建物が完成

現在、私のクリニックが立っている滋賀県草津市の土地は2002年10月に取得しました。その後、銀行から紹介された設計事務所や建設会社、以前から付き合いのある医療機器メーカーなどと、新たに建設する私のクリニックについて連日打ち合わせを重ねました。当時、私はまだ済生会病院の勤務医でしたから、その日の勤務が終わってからの打ち合わせとなり、深夜まで及ぶことも珍しくありませんでした。今となれば懐かしく情熱的な準備期間でした。

いろいろな業者と頻繁に打ち合わせを重ねていた時期、体力的にはかなりきつかったですが、私は医師の仕事しか知らないので、ほぼすべてが知らないことばかりで、とても楽しかったのを覚えています。設計事務所や建設会社が作った仕様書や、建材メーカーや電材メーカーが持ってきた分厚いカタログなどを読み込

みながら、インターネットや書籍で自分でもいろいろ調べたりして、素人だからといってダマされないように、業者に足元を見られないように、必死で勉強しました。打ち合わせがケンカ腰になることも、しばしばありました。その時に気づいたのですが、私は医師であり、医学しか勉強してこなかったものの、ビジネス全般についても興味があって、ビジネスやマネジメントのことをあれこれ考えるのがけっこう好きだったようです。だから、さまざまな業種の人と専門外の話を延々と続けていても、少しも苦になりませんでした。

私のクリニックの建築設計書と建設工事仕様書が最終的にまとまったのは、2002年6月頃です。8月から建設工事が始まり、1年後には竣工《しゅんこう》しました。現在の私のクリニックは地上6階建てですが、これは約10年前に改築したもので、開業当時は鉄筋コンクリート造りの4階建てでした。ただ、クリニックが一般の事業所と大きく異なるのは、手術室の仕様など遵守すべき構造基準、施設基準が医療法で細かく決まっていること。また、診察室や病室に酸素を送る配管が必要になるなど、医療施設ならではの特記事項があります。もし、これからクリニックを新たに開業しようという場合は、医療施設の設計施工を手がけたことのある業者に依頼するほうが安心です。私のクリニックは全身麻酔によるがん手術を入院にて実施する小さな病院のようなものですので、医療機器の仕様や価格相場、メンテ契約や保険診療の規則などビジネスにどっぷりとつかり、だいたいのことは勉強できました。医院開業の程度ならすべて自分一人でやるくらいの能力が必要です。間に人が入るメリットはありませんし、コンサルティング会社の協力は不要です。私はすべて自分で調査し、交渉し、決定をしました。

クリニックの損益分岐点は一日の患者数30人

2003年12月1日、滋賀県草津市に私の乳腺クリニック（当時のクリニック名は加藤クリニック）が開業しました。

開業時のスタッフは医師1人（私）、看護師3人、事務スタッフ4人、レントゲン技師2人、調理師3人の総勢13人。3人の看護師は、私が勤務していた済生会滋賀県病院から来てもらいました。いわゆる〝引き抜き〟ですが、済生会病院は3人の退職を快く認めてくれました。

私が病院側に独立開業することを告げたのは、土地の取得が終わった2002年4月頃。私は病院の〝稼ぎ頭〟だったので、理事会に強引に慰留されるかなと思ったのですが、８年間の人間関係づくりがうまくいっていたのか、「がんばってね！」とみんな笑顔で送り出してくれました。円満退職です。私のもとで働いてくれていた看護師３人を引き連れての退職も、笑って許してくれました。つまり周囲のすべての方が味方で応援してくれました。今でもありがたい思い出です。

次に、患者についてです。済生会病院で、私が定期的に診ていた患者（ほぼすべて乳がん治療歴あり）の数は合計２００人強でした。その大半は、クリニックの新たな患者になってくれました。患者にも、それを認めてくれた病院にもやはり感謝です。

しかし、医師個人に付いている固定の患者が２００人いたとしても、それでクリニックの経営が安泰になるわけではありません。

例えば、ある内科に高血圧の患者２００人がかかっているとすると、高血圧の患者は毎日降圧剤を内服する必要がありますから、かかりつけ医のところに定期的に通院することになります。その際、医師が8週間分の薬の処方箋を一度に出すとすれば、患者の通院は8週間に一日になりますから、２００人÷56日＝３・６で、一日の患者数は約４人。４週間分の処方箋を出すとすれば、２００人÷28日＝

7・1で、一日の患者数は約7人です。これではクリニックの経営は成り立ちません。

クリニックの損益分岐点となる患者数は、おおよそ一日30人、これで毎月のローンを返済して、医師一人が1カ月食べていけるかどうかです。看護師や事務スタッフを別に雇うとすれば、この患者数では全然足りません。

この「一日30人」という数字が感覚的にピンと来るかどうかが重要です。私の場合、1カ月のローン返済額、人件費などの諸経費、患者一人あたりの窓口負担と診療報酬などを細かく計算してみても、実際に「一日30人」がボーダーラインでした。

2024年2月現在、私のクリニックは人件費だけで1カ月1500万円が必要になります。この1500万円を1カ月の診療日数25日で割ると、1500万円÷25日=60で、一日60万円。つまり、診療経費や将来への投資、ローン返済や私の報酬はとりあえず別に置いておいたとして、一日60万円以上の純利益を上げなければ、スタッフへの給料を支払えなくなります。

この「一日60万円」は、クリニック経営者として絶対に死守しなければならない数字です。ですから、経営者である私は診療日の朝、「今日も1日60万円以上の利益を上げる！」と毎回自分自身にプレッシャーをかけています。プレッシャーをかけなければ、人は動きません。

たまにこの話を古くからの友人にすると、「医療のことと経営のこと、両方考えるのは面倒くさいし、しんどいのでは？」とよく聞かれます。しかし私の場合、全然面倒くさくありません。一方で、患者一人ひとりの病状を観察しつつ、どのような治療方針を立てるか考えるのと同時に、売上や経費のことも考えています。もともと複眼思考というか、「医療」と「経営」を頭の中で無理なく切り分けて考えられるのです。私自身、こうした自分の能力に、クリニックを経営して初めて気づきました。私はもともと医師＋経営者のプレイングマネジャーに向いていたのかもしれません。

医療に限らず利益中心に舵を切ることは経営的には退廃と不振の始まりです。有名で客の多かった中華料理店がビールの売上を上げようと、料理の塩分を上げたとします。すると客はすぐに経営者の意図を感じ取り、ますます売上が伸び悩むかもしれません。

医療は生命を預けるわけですから、クリニックは一層患者に正当なアプローチにこだわる良識が必要です。お金はあとからついてくる、これは真理です。
私がこのクリニックを開業して21年間、スタッフに辞めてもらったことは一度もなく、減給したことも一度もありません。それでスタッフから感謝されたことも一度もありませんが、経営者はそれでいいと思っています。経営者がスタッフに給料を払うことで感謝されると思ったら大間違い。経営者として、当然の義務を果たしているだけです。医師は世間一般の人から「世間知らず」とか「浮世離れしている」などと評されることが多いですが、クリニックを経営する医師は、それでは務まりません。

ちなみに、私のクリニックの開業初日である２００３年12月１日、診療開始は午前９時からでしたが、午前中だけで１２０人の患者が来院し、午前最後の患者の診察が終わったのは午後３時でした。うれしいと同時にほっとして、「これでなんとか借金が返せる」と胸をなで下ろしました（その時点ではまだ、２億７０００万円もの巨額の借金を本当に返せるかどうか、分かっていませんでしたが、実際には開業後５年ほどで実質の借入返済は完了できたと思います）。それと同時に、慣れない環境のせいか１２０人の患者を診てへとへとになり、「こんな感じがこれから先何十年も続くのか……」と、少しだけげんなりしました。実際には、そんな大入り満員の状態が今日まで20年以上も連綿と続いていて、一日200人の患者を診ても、今では全く平気です。

医療は究極のサービス業である

勤務医時代の自分には想像もできませんでしたが、実際に自分のクリニックを経営してみて、私にはマネジメントのセンスや経営マインドがあることがよく分かりました。クリニック経営者には絶対に必要な資質ですが、勤務医時代にそれを確かめる方法のなかったことがもどかしいところです。

ただし、医師を目指していた高校時代、医学教育を受け始めた医学生時代から、「医療は究極のサービス業である」と考えていました。この考え方をしていたからこそ、私は自分のクリニックを適正かつ的確に運営し、きちんきちんと利益を上げてこられたのかもしれません。クリニックの立地の重要性について思いを巡らしたときも、「患者＝お客さん」と想定したからこそ、適切な立地が選択できたのだと思います。

人間にとって大切なものとは何でしょうか。ある人にとっては「愛」かもしれませんし、別のある人にとっては「お金」かもしれません。しかし人間にとって、「生命」と「健康」は究極的に大切なもののはずです。医療はある人の生命を救い、健康を守り、苦痛を取り除くのですから、医療はサービス業を代表するものであり、まさに究極のサービス業であることは間違いありません。

そして、私が考えるサービス業の基本は「滅私奉公」です。

いつの時代の言葉だと、いぶかしく思う人もいるでしょう。確かに、21世紀の今日においては、ほとんど死語なのかもしれません。しかし、その意味するところは、今日でも十分通用します。滅私奉公とは、自分を捨てて他者に尽くすこと。自分は二の次三の次でいいから、他者に果実を与え、他者を救って、他者を幸せにして、その対価として自分は報酬を得る。これがサービス業を営む者の基本的な考え方のはずです。そして自ら信じるサービス業を実践するとき、最も大切なのは本人の人間性です。なぜならサービス業は、人間（自分）が人間（他者）に対して働きかける仕事であり、人間と人間を結びつける人間性が仕事の出来不出来を決定するからです。

私が「滅私奉公」の重要性に改めて気づいたのは、済生会病院の勤務医時代、救命救急の現場に身をおいたときです。数日に一度、救命救急の宿直の当番が回ってくるのですが、その夜はほとんど眠れません。病院が、最も緊急性の高い三次救急に指定されていたので、生命の危険のある患者が救急車で次々と搬送されてきます。深夜2時に起こされて交通事故で重体の患者の救命措置を行い、深夜4時に再び起こされて大動脈解離などの緊急手術。滅私奉公の精神がなければ、そしてそれを自分自身に言い聞かせなければ、きつくつらい現場を乗り切っていけません。救命救急のあの現場こそが、医師という職業にとっての原点であるはずですから、私たち医師はもう一度、滅私奉公の意味するところに思いを馳《は》せるべきかもしれません。

ところが、私は6年間の医学生時代、8年間の医大大学院時代を通して、滅私奉公の精神や人間性の大切さについては、一度も教わったことがありません。今の医学教育に欠落しているのはこの部分です。だからこそ、先輩・後輩を大切にできない医師が増え、「先生」と呼ばれてふんぞり返ってしまう低俗で美学を有しない医師が増えているように思います。

医師1人で4つの診察室を使う

思い返してみると、私がこれまで乳がん治療において行ってきた数々のチャレンジは、すべて「医療は究極のサービス業である」という思想に根ざしたものでした。

そして、「医療は究極のサービス業である」の言葉と表裏一体を成す思想が「すべては患者の利益のために」です。

1996年8月、私が日本で初めて「乳腺内視鏡手術」を開発したのも、まさに患者の利益のためでした。乳房全切除が当たり前だった時代から、当時は乳房を温存するために部分切除する術式へと変わってきていましたが、私の術式はそれをさらに一歩進め、より傷痕が小さく、より乳房のシルエットが残る形での手術を目指したものです。乳房は女性の大切なシンボルですから、がん細胞だけを摘出して、乳房そのものはできるだけ完全な形で残したい。そんな乳がん患者の気持ちに寄り添うために編み出した方法です。

2003年に開業した私のクリニックにも、「すべては患者の利益のために」を実践した設備があります。それが、4つの診察室です。

医師は私一人なのに、なぜ診察室が4室も必要なのか。それは、一定時間内にできるだけ多くの患者を診察するために考案したスタイルでした。1つの診察室に1人ずつ患者を呼び入れるのではなく、4つの診察室内にあらかじめ患者に待機してもらい、そこを医師である私が渡り歩くことで、全体の診療時間を短縮するという考え方です。

この発想が生まれたのは、今から35年ほど前のことです。その頃、私は京都府立医科大学を卒業したばかりで、京都市上京区にある堀川病院で短期間、研修医として患者を診ていました。これは京都独特の文化なのかもしれませんが、その当時、中年以上の女性は普段から着物を着ている人が多かったのです。洋服と違って、着物だと脱いだり着たりするのにどうしても時間がかかります。そのため、着物を着てきた患者は私の診察が終わってもすぐには診察室を出られず、着物をいったん脱いで帯を締め直したりするなど、長い人で着付けに5分以上かかっていました。着替え中の女性を診察室から出すわけにもいかず、その間私は診察室で待っているのですが、次の患者もやはり廊下で待たされているわけです。こんな状態では、医師である私も、次に診察を受けるはずの患者も、お互いに時間を空費していることになります。患者一人あたりの診察時間が延びれば、その分私が診療時間内に診られる患者数も少なくなってしまい、明らかに患者の利益に反します。そこで私は看護師に頼んで、使っていない診察室を別に2室開けてもらい、次の患者と次の次の患者にはそちらで待ってもらうことにしました。こうすれば、最初の診察室に着替え中の患者を残したまま、私が次の診察室に入って次の患者の診察を始められます。

この方法は診療時間の短縮に大いに役立ちました。そのあとに勤めた済生会病院でも複数の診察室を使って診療の〝時短〟を実現していたので、自分のクリニックを持ったらぜひこの手法を取り入れたいと思い、設計事務所に依頼して診察室を4室作ってもらいました。

私のクリニックでは、第1診察室から第4診察室まで、横並びになっています。待合室側から見るとそれぞれにドアがあり、看護師に呼ばれた患者はドアを開けてそれぞれの診察室に入ります。ところが、診察室の両側の壁は実は間仕切りになっており、すべての診察室は奥でつながっています。イメージとしては、集合住宅の開放廊下のような形です。そこを医師である私が左右に行き来して、第1診察室から第4診察室までのいずれかに自由に出入りできます。

4つの診察室にはそれぞれ、超高解像度モニター・超音波診断装置・診察台が備えられていて、マンモグラフィ・エコー・視触診という、乳がん検査のための〝三種の神器〟をいつでも使うことができます。また、いちばん奥（入り口ドアと反対側）まで下がると、4つの診察室すべてを見渡すことができます。

意外に思われるかもしれませんが、医師という仕事の要諦は「情報を集めること」です。マンモグラフィやエコーの画像だけでなく、患者の顔色や雰囲気、立ち居振る舞い、言葉遣い、におい、看護師に接する態度など、五感を通して入手したすべての情報を使って患者を診断します。そのためには、各診察室を一度に見渡せるほうが都合がいいのです。

こうして4つの診察室を使うことで、どれくらいの時短効果を実現したのか。私の実感値では、ほぼ3倍です。1つの診察室で1時間に診ることのできる患者は平均10人。しかし診察室を4つ使えば、1時間に30人診ることができます。自分で言うのもなんですが、私の診断技術は国内トップレベルであり、3ミリのがんも見逃しません。この高度な技術を一人でも多くの患者に提供することが真のサービスであり、社会貢献であると自負しています。この自負があるからこそ、日々の診療をがんばることができます。例えば、昨日は午前中だけで100人の患者を診察し、午後から乳がん摘出手術を5件行いました。昨日こんなに働いた乳腺外科医は日本で私一人かもしれません。患者と社会に貢献していると思えるから、ハードな業務でも疲れません。

なお、クリニックは開業10年後の2013年に増改築したため、現在では診察室が4室増え、第8診察室まであります。私一人のときは第4診察室までしか使いませんが、医師2人体制を取るときには、8つの診察室すべてを使用します。

育毛メーカーと共同で頭皮冷却装置を開発

すべては患者の利益のために。その思いで開発したものがもう1つあります。国内育毛メーカー・リーブ21と共同で開発した頭皮冷却装置です。

乳がん治療には大きく分けて4つの選択肢があります。手術、ホルモン療法、薬物療法、放射線療法です。このうちの薬物療法はいわゆる抗がん剤を投与する方法です。抗がん剤には、細胞分裂の盛んながん細胞を破壊する効果がありますが、正常細胞でも、特に分裂の盛んな細胞は破壊されてしまいます。その結果、抗がん剤を投与された患者には多くの副作用が出てしまいます。貧血、白血球減少、吐き気と嘔吐《おうと》、下痢、便秘、全身倦怠感、発熱、脱毛など、どれもつらい症状ですが、実は脱毛以外、症状を和らげる薬があります。唯一、対症療法がないのが脱毛です。身体的に重篤な副作用ではないためか、脱毛という副作用は昔から軽視されてきました。しかし、女性にとって頭髪の脱毛は、男性が想像する以上に、精神面でショックとストレスをもたらします。

済生会病院に勤めていた時代の、忘れられない一場面があります。70歳を超えた乳がん患者がいました。いつも身ぎれいにしていて、常に背筋をピンと伸ばし、言葉遣いは上品ながらもはっきりとものを言う、まさに昭和の激動の時代を生き抜いてきた気丈な女性でした。その女性が抗がん剤の副作用で、髪の毛がすべて抜けてしまったのです。ある時、たまたまその女性の近くを通りかかると、彼女は鏡に自分の顔を映しながら、ぽろっと涙をこぼしていました。「私は百貨店巡りが人生で唯一の楽しみなのに、こんなになってしまったら、もう恥ずかしくて百貨店に行けない……」。普段は気丈な印象の女性だけに、その時思わず漏らしてしまった弱音に、私は心を打たれました。

その後間もなく、その女性患者は亡くなりましたが、あの時、なんと声を掛ければ良かったのか、もう少し何かしてあげられることはなかったのかと、悔しい思いで自問自答したのを覚えています。

脱毛に苦しむその患者の姿が目に焼き付いていたので、開業して3年目の2005年、スウェーデンで頭皮冷却装置が開発されたと聞き、抗がん剤治療を行う患者用に、早速クリニックに導入しました。抗がん剤を投与すると、普通は100％抜け落ちます。しかし、抗がん剤を投与する際になんらかの方法で頭皮を冷やし続ければ、かなりの確率で脱毛が防げるというのです。この装置はスウェーデンのStomby教授とオンコロジーナースが開発したDignitana社の装置で、小林忠男先生が若かりし頃に留学していた関係で日本に初めて導入された背景があります。

この頭皮冷却装置は確かに効果的でした。ところが、製造元が別の企業に買収されたかなにかで権利問題が発生し、突然使用停止になってしまいました。

抗がん剤治療を行っている患者のために、頭皮冷却装置をなんとか使えるようにしたい。そう考えていたところ、たまたま国内の毛髪関連の社長と知り合う機会がありました。そこで、頭皮を冷却する装置をなんとか自前で作れないか相談したところ、こちらからある程度のデータを提供すれば、共同で開発できないこともない、との話でした。

そこから、私とメーカー技術者との共同研究がスタートし、2018年頃、ついに国産の頭皮冷却装置が完成しました。長い年月をかけて、臨床研究とデータの集積と解析を行い、医療機器として認可を受けることもできました。

装置の原理はきわめて単純です。患者の頭部にシリコンキャップをかぶせ、装置を稼働させます。すると、シリコンキャップ内に張り巡らした配管に4℃に冷却した不凍液（エチレングリコール）が環流し、頭皮を冷やします。頭皮を冷やすと毛根細胞の活動が弱まるので、頭皮の部分だけ抗がん剤の効果も弱まり、結果的に脱毛を防ぎます。抗がん剤の投与は通常90～120分かけて点滴の形で患者の体内に入れますが、その間、患者がシリコンキャップを装着して頭皮を冷却し続ければ、脱毛を最小限に抑えることができます。

患者の体質の違いや、頭の大きさや形状の違いにより、効果には個人差がありますが、この装置を使わなければ100％抜け落ちてしまうところを、平均して30％まで抑えられます。つまり、頭髪の7割は残ります。また、この装置を使わなければ、すっかり脱毛したあとで再び髪の毛が生えてくるようになるまで6カ月以上かかりますが、装置を使うと毛母細胞、毛乳頭細胞、毛根鞘《もうこんしょう》細胞がある程度生き残るので、脱毛後3〜4カ月で髪が生えてくるというデータもあります。

なお、この装置は2020年、「セルガード」という商品名で厚生労働省により管理医療機器、特定保守管理医療機器としての認可を受けています。そのため、現在ではどの医療機関でも導入できるようになりました。私のクリニックでは3台（京都の別院では1台）が稼働しています。

医療は私たち医師にとって単なる治療や診断だけでなく、患者へのサポートやコミュニケーションも含まれる重要なサービス業です。患者の信頼を得て、満足度を高めることは私たち医師の使命であり、同時に収益を増やす可能性も秘めています。さらにその収益をサービスとして患者に還元していくことで選ばれるクリニックとなることができるのです。

第4章

「マニュアル主義の診療から脱却せよ」
ガイドラインに準拠することの是非を問う

診療ガイドラインとは何か

多くの医師や医療関係者が参考にしている「診療ガイドライン」というものがあります。インターネット上にも公開されているので、一般の人でも検索すれば読むことができます。アメリカのNCCN（国立がんセンターに該当）からも日本語でガイドラインを誰でも無料でダウンロードできます。

現代医学は日々進化し続けています。一説によれば、世界では年間2万件にも及ぶ臨床研究が行われていて、疾病の原因が新たに究明されたり、有効な新薬が開発されたり、これまで分からなかった治療法が考案されたりしているわけです。医学には、そうやって日々新たな知見や発見が追加され、蓄積されていくのですが、それらを一人の医師や研究者が把握することは到底不可能です。そこで、ある時点における最新研究の成果を、エビデンス（科学的根拠）を基に検証したうえで、「推奨できる治療法」として提示しているのが「診療ガイドライン」です。

こうした取り組みは1990年代から世界レベルで始まっていて、日本でも1996年頃からまず外国版が紹介されました。2004年からは正式に、日本医療機能評価機構が運営する「Ｍｉｎｄｓガイドラインライブラリ」により診療ガイドラインの検索と収集が行われています。実際にガイドラインを作っているのは主に医学関連の各学会で、例えば私の専門である乳がんについては、「乳癌診療ガイドライン２０２２年版」を日本乳癌学会が作成し、公表しています。

診療ガイドラインとは具体的にどういうものなのか。試しに、このガイドラインより、「治療編総説Ⅳ．局所進行乳癌（ＳｔａｇｅⅢＢ、ⅢＣ）」から適宜抜粋してみます。表記が煩雑になるため、専門用語の解説は最低限にとどめます。

局所進行乳癌の治療は、まず「薬物療法」を行い、（手術が可能になれば）「手術療法」に移行します。手術療法では、「乳房部分切除術」か「乳房全切除術」かを選択し、その後「放射線療法」、さらに「薬物療法」に移行します。

一方、まず「薬物療法」を行ったあと、（手術が困難であれば）「集学的治療（薬物療法＋放射線療法）」に移行します。

「３．治療の目的」は次のように書かれています。

手術を可能にするために薬物療法を先行する。

局所進行乳がんに対する治療の流れ

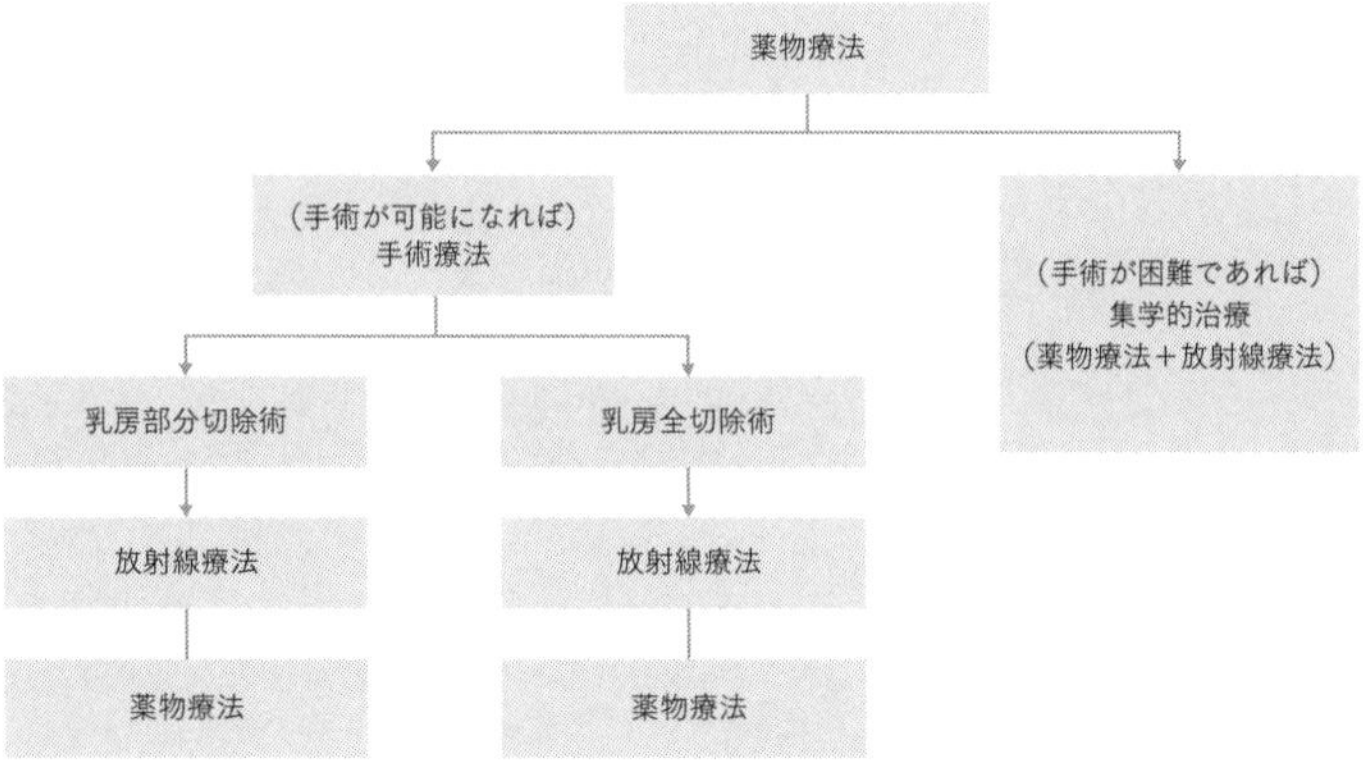

出典：「乳癌診療ガイドライン2022年版」より「治療編総説Ⅳ．局所進行乳癌（StageⅢB、ⅢC）」

薬物療法のレジメンは、「早期乳癌」に準じる。

なお「レジメン」とは、抗がん剤を投与する際の計画書で、投与量、投与スケジュール、治療期間などが記載されています。

「4．治療方針」は次のとおりです。

まず薬物療法を行い、続いて局所療法（外科療法および放射線療法）を行うという集学的治療が標準的である。

薬物療法：標準的化学療法レジメンは、早期乳癌と同様に、HER2陰性ではアンスラサイクリン含有レジメンとタキサンとの順次併用療法であり、

HER2陽性例ではアンスラサイクリン系レジメンと抗HER2薬（トラスツズマブとペルツズマブの併用）とタキサンの同時併用レジメンの順次投与である。局所再発リスクを低減させるために、手術を施行した患者には放射線療法を行う。

診療ガイドラインでは右のように治療の手順が具体的に示され、薬物療法の場合は使用する薬剤まで明記されています。言ってみれば、診療ガイドラインは医師がある疾病に対して治療を行う際の教科書的な存在なのです。

30分から60分で終了する手術をすぐに行わず、いたずらに薬物療法を優先する方針がより良い治療成績を実現するはずがありません。6000例の手術を行い、20年以上経過観察した結果、当院では10年生存率がすべてのステージを対象にしても95・2%と、限界に近いと思われる優秀な治療成績を得ることができました。まだ新薬がどんどん出る前ですらこの成績ですので、新しい治療の潮流はここで救われなかった患者を対象にすれば十分であるともいえます。手術でおおむね完治が見込める乳がん症例に対して、新薬の臨床試験のような過剰な薬剤投与は患者の利益のためにも避けるべきが正しいことも多いはずです。

広がりつつある、悪しきマニュアル主義

診療ガイドラインが作成されるまで、わが国の医療は現場の医師の知識・技量・経験にほぼすべて委ねられていました。同じ一人の乳がん患者であっても、どの医師にかかり、どの病院を受診するかによって、その後に行われる診断と治療方法がまったく異なるケースもあったわけです。そうやって医師ごと、病院ごとにちぐはぐに行われていた治療法が、最新のエビデンスに基づき、一定のラインに標準化されることは、確かに、医学における一つの進歩といえるかもしれません。

しかし、診療ガイドラインがおよそ30年かけて日本の医療界に浸透するにつれて、別の新たな問題が発生しつつあることを私は危惧しています。

特に私が問題視しているのは、医師たちの間で、診療ガイドライン偏重主義が広がり始めていることです。

診療ガイドラインはあくまでも「おすすめの治療法」を提示するものであり、絶対これに従わなければならない、というものではありません。もちろん、その有効性はエビデンスによって裏付けられてはいますが、その有効性にしても

100％ではありません。製薬会社の開発認可に向けて行われた研究はある意味では利益相反に強く関連することは否めません。しかし、名前の付された臨床研究をあたかも治療に強烈な正当性を担保したものと考え実施することは、時として誘導された危険も内包します。例えば、70％の有効性が担保されているとしても、その治療法が有効なのは患者10人のうちの7人までであって、残り3人の患者に対してその治療法はまったく有効でないか、もしくは有害である危険性さえあるわけです。

ごく普通に考えれば、そのガイドラインがすべての患者に適合するとは到底思えないはずです。患者は一人ひとり年齢、性別、体質が違うし、既往症や持っている遺伝子も違いますし、アレルギー物質も異なるはず。つまり、ガイドラインの記述には当てはまらない「例外」がたくさんあるということです。ガイドラインと30年付き合ってきた私の感覚でいえば、ガイドラインどおりに治療を進めてうまくいくのは全体の3割程度。残り7割は、自分の頭であれこれ考えながら治療を進めていくしかありません。たとえ「診療ガイドライン」という立派な名前が付いていても、書かれていることのすべてを信じるのではなく、〝話半分〟くらいに聞くのが正しい付き合い方だと思っています。

ところが、最近の若手医師の中には、自分の頭で考えようとせず、いわば思考停止状態で診療ガイドラインの記述を鵜呑《うの》みにしてしまう人が時々見受けられます。マニュアル偏重主義というか、特に多くの患者を診ていない医師ほど、その傾向が強いように思います。そのようなタイプの医師は、ガイドラインに書かれていること以外やろうとしません。まるで、法律に書かれていないことは一切やろうとしない、悪しき官僚主義を見るかのようです。「もうあなたの病気の治療はガイドラインにないので方法がありません」と患者に告げる医師が増えているようです。あるいはガイドラインどおりにやったのでベストを尽くせて落ち度はないと保身の意味があるとすれば、情けない医師と思います。

ガイドラインどおりにしか治療しない医師

医師がガイドライン偏重主義に陥ることの最大の問題は、その医師が患者一人ひとりに真正面から向き合おうとしなくなることです。

考えてみれば、それは当然の成り行きです。診療ガイドラインはそもそも、患者がそれぞれ個性を持った個人であることを想定していません。ガイドラインという、広く一般に通用する汎用モデルの治療法を提案しようとするなら、患者という存在は十把一絡げにまとめて扱うしかありません。「患者は一人ひとり個性を持った人間である」という視点がすっぽり抜け落ちています。

すると、どういうことが起きるのか。

ここに、Aさんという乳がん患者がいると仮定します。Aさんの乳がんはステージ3の局所進行乳がんです。そんなAさんが、診療ガイドライン至上主義のB医師の診療を受けることになりました。B医師はガイドラインに書かれている標準治療どおり、まずXという抗がん剤を6カ月間投与しました。しかし、Aさんの乳がんはXが効かないタイプなのか、あるいはAさん自身の体質がXとの相性が良くないのか、薬剤の効果はまったく見られませんでした。そこでB医師は、やはりガイドラインの「Xの効果が見られなければ、Yを使用する」という記述に従い、Aさんに抗がん剤Yを6カ月間投与します。ところが、抗がん剤YもAさんの乳がんにはまったく効きません。B医師は「おかしいな、XかYのどちらかが効くはずなのに……」と首を傾《かし》げながら、ガイドラインの最後に書かれていた抗がん剤Zを投与します。すると最初の2カ月で、抗がん剤Zは効果を現しました。Aさんの乳がんが少し小さくなったのです。B医師は「これはイケる」と思い、Zの投与を続行。しかしAさんは、自分に合わない抗がん剤X、Yを1年間投与された副作用により、体力がすっかり落ちていました。抗がん剤Zは最初だけ効果を見せたものの、Aさんが衰弱していくにつれて次第に効力が薄れ、最後はまったく効きません。医師としては何か別の治療法を考え出すべきですが、診療ガイドラインには抗がん剤Zが効かなくなったときの対処法は書かれていません。するとB医師は、「ガイドラインにこの先が書かれていない以上、自分にはもう、何もできることはない」と肩を落とし、がんの痛みを取るだけの緩和ケアを始めるしかありませんでした。つまりAさんは、B医師に見放されてしまったのです。

この話は完全なフィクションではありません。がん治療の現場における、割とよくある事例です。ガイドラインに載っている標準治療がすべて終了してしまうと、その後、なんの治療も受けられなくなる〝がん難民〟が増えているのです。

ガイドラインにとらわれずに治療する医師

医師が診療ガイドラインに固執する限り、こうした悲劇はいくらでも起こり得ます。では、もし私がAさんの担当医だったら、どうするか。

私はもともと胃がんや大腸がんの手術を手がける一般外科の出身で、手術の技量には自信があります。乳がんの手術であれば、ものの30分程度で目に見えるがん細胞をすべて切除できます。腋窩リンパ節郭清も、いちばん奥のレベル３まで20分もあればほぼ完了します。６０００人の患者が私を成長させた師匠でもあります。

そんなわけで、たとえガイドラインに「最初に薬物療法」と書かれていても、まずは自信のある外科手術からスタートすると思います。そうやって、めぼしいがんをすべて取り除いてから、次に薬物療法に移行します。体内にあるがん細胞の総量を手術であらかじめ減らしてあるので、体内環境的にも抗がん剤が効きやすくなっているはずです。

ここから先は経験がものをいいます。標準的な薬物療法が、「抗がん剤Xを６

カ月→Yを6カ月→Zを6カ月」だとしても、私なら最初にXを投与してから6カ月も待ちません。これまでの経験上、本当に効果のある抗がん剤なら、投与して2カ月程度で目に見えてがん細胞が縮小するからです。そこで、Xを投与して2カ月間変化がなければ、ただちにYにチェンジ。Yも効果が出なければ、2カ月後にZにスイッチ。するとAさんは、Aさんのがんに対しての効果がありそうな抗がん剤Zの投与を、治療開始4カ月後から受けられることになります。この時点であれば、Aさんはまだ体力的に弱っていないと思われるので、Aさん自身の免疫力との相乗効果で、乳がんの完治も期待できます。

ここに書いた展開はもちろんフィクションであり、現実の治療がここまでうまくいく保証はありません。ですが、診療ガイドラインに縛られなければ、こうした劇的な展開もあり得るということです。ガイドラインを前に思考停止してしまうのではなく、これまでの知識と経験をフルに活用してがんに挑めば、がんを克服できる可能性があります。ガイドライン偏重主義にとらわれている医師は、最初からその可能性すら放棄しているように見えます。

診療ガイドラインを導入しても、なぜ死亡率が下がらないのか

私が実際に患者の治療に当たるとき、診療ガイドラインはもちろん参考にします。そこには科学的根拠に裏付けられた事実が書かれているし、臨床の現場で「効果がある」と実感できる薬物も確かに記載されているからです。

ただし、参考にする割合を感覚的にいうと、50％くらいです。私がある患者に対する治療法を決めるときは、全体の50％くらいはガイドラインを参考にして、残りの50％はこれまでの私自身の経験をよりどころにしています。

私が診療ガイドラインを１００％信用していないのは、ガイドラインが本当に有効なのか、その実効性に疑問を感じているからです。また医療はそれほど簡素で単純なものではありません。

診療ガイドラインが実際の医療に導入されて、すでに30年ほどがたちました。ところがこの30年間、乳がんによる死亡率はほとんど改善していません。死亡率を年代別でいうと、40代前半でおよそ10％、40代後半でおよそ20％、50代前半で

およそ30％で横ばいです。50代後半から上は、むしろ死亡率が年々上がっています。

診療ガイドラインに書かれている内容は、最新の治験や臨床研究のデータを基に年々ブラッシュアップされていて、より有効とされる新薬も次々に追加されています。だとすれば、医学の進歩に合わせて、乳がん死亡率も年々低下していかなければいけないはず。ところが、実際にはまったくそうなっていません。それはいったいなぜなのでしょうか。

ここでまず理解しておかなければならないのが、世界の医療界全体に、ある種の力学が働いているように見えることです。

この世界には欧米を中心に巨大な製薬会社が十数社存在していて、それらの企業は新薬開発に毎年莫大《ばくだい》な資金と人員を投入しています。年間2万件以上の治験や臨床研究の多くは現在開発中の新薬に関するものと考えられます。すると、どのようなことが起きるのか。

例えば、欧米の有力な製薬会社が抗がん剤の新薬を開発したとします。その製薬会社は自社内で新薬に関する各種試験を繰り返すだけでなく、名だたる医科大学や研究機関に巨額の研究資金を提供して、大規模な治験や臨床研究をお願いします。新薬は、安全性と効果が担保されなければ販売できません。しかし、逆に安全性と効果が担保されれば、巨額のビジネスになります。世界の医療界は常に画期的な新薬を待ち望んでいるからです。そして、新薬の安全性と効果をしっかり担保してくれるのが、大学や研究機関に依頼して行われる各種治験の膨大なデータです。また、そのデータの多くは、翌年以降の診療ガイドラインに反映されます。

私は、「そうした治験や臨床研究のデータが捏造《ねつぞう》されている」と言うつもりはありません。そんなことは現実的にあり得ません。しかし、5年前に開発された抗がん剤Pと今年新たに開発された抗がん剤Qとを比較して、Qの効果がPの効果をほんのわずか上回っただけで、新薬Qは期待の新薬として注目を集めます。そもそも、PとQの差はほんのわずかです。もしかすると、誤差の範囲内かもしれません。それでもQの有効性がPを上回れば、Qは新たなヒット商品になる可能性があります。世界的製薬会社は「新薬を開発し続けることで業績を拡大していく」というビジネスモデルをすでに確立していて、世界の医療界はそのビジネスモデルを軸に動いているように見えます。

この文章を製薬会社の人が読んだら、「いい加減なことを書くな！」と怒られるかもしれません。自分でも確かに、勘繰った見方であると思います。しかし、毎年のように更新されている診療ガイドラインで、「手術療法」に関する記述にはほとんど変化がなく、更新される部分が「薬物療法」の記述に偏っていることや、開発後7年以上経過して特許の切れた薬で、今でもそれなりに効果があると思われるものがガイドラインに載らないのはなぜなのでしょうか。そのあたりがもう少しクリアになっていけば、診療ガイドラインに対する信頼性もより高まるのではないかと思います。ＢＭＤ（Bone Mineral Density＝骨密度）といわれて久しい現代においてがん治療医の立つべき位置は、臨床試験での有効性が実臨床で実感を伴う患者に福音となる本物かどうかを多くの治療経験と観察力と洞察力で判断すべきところにあると考えます。臨床試験の名前を覚えて満足しているだけでは、決して患者の役に立てないのです。

医療はサイエンスとアートで成り立っている

私が診療ガイドラインを100%信用していないもう一つの理由は、診療ガイドラインがあくまでエビデンス（科学的根拠）をよりどころにしており、「サイエンス」のみで構築されているからです。

私たちは普通、医療＝サイエンスと認識しています。人体組織の解明は最新科学により遺伝子レベルにまで進んでおり、病気の診断も薬物の有効性もすべてエビデンスに基づいて判定されます。こうした事実を目の当たりにすれば、医療はもはやサイエンス以外の何物でもないように思えます。

ところが、医療についてより深く考えてみると、医療はサイエンスだけで語れないことが分かります。例えば、手術における外科医の技量は医療に大きく影響しますが、外科医の技量をサイエンスで数値化し、判定することはできません。外科医の手術が「うまい」か「下手」かは、「サイエンス」というよりむしろ「アート」の領域に属する問題です。

ここで私のいう「アート」とは、サイエンスで数値化できない技量・経験・センス・直感を含みます。

現代医療の最先端の一つであるロボット支援手術についても考えてみます。最先端のロボット工学を駆使して医療用ロボットを開発する行為は「サイエンス」です。しかし、完成した医療用ロボットを、医師が繊細かつ的確に操作して手術する行為は「アート」です。こうした事実に気づけば、医療は意外に多くの「アート」を含んでいます。例えば、製薬会社が抗がん剤の新薬を開発するのは「サイエンス」ですが、その新薬をどの患者に、どのタイミングで、どれだけの量を、どれだけの期間継続して投与するかは、担当する医師の「アート」の部分に委ねられています。

医師の医療行為において、「アート」がいかに重要な位置を占めているか、良識ある医師であれば、きっと納得してくれるはずです。端的に言えば、観察力・洞察力・経験から法則性を感じる感性などといえるでしょう。

私たち医師が患者に接するときは、それこそ五感をフルに働かせて患者の情報を収集しようとします。顔色は悪くないか。黄疸《おうだん》は出ていないか。声に覇気はあるか。呼吸音がおかしくないか。いやなにおいはしないか……。私の場合、乳がん患者を診ることが多く、触感もきわめて重要です。触診でわずか2ミリのがんが指先に当たる感覚は、まさにアートとしかいいようがありません。また、五感とは言えないながら、「この患者のがんは再発しそうだ……」と第六感で感じることもあります。当たらないほうがいいことですが。

医師も患者も「人間」という複雑な生き物であり、その複雑な生き物同士が接触し、コミュニケーションを図るのですから、そこには言語化や数値化のしにくい複雑な営みが次々に発生します。そこから必要な情報を取り出すのが、まさに〝アーティスト〟としての医師の役割になります。そして、そのとき医師が収集したアーティスティックな情報は、サイエンスによってデータ化することはできません。

このように、医療はサイエンスとアートの2つの要素で成り立っています。「診療ガイドライン」は、そのうちのサイエンスの要素だけを取り出して体系化したものであり、これだけで医療の全体像を再現することはできません。私がガイドラインを100%信用しないのは、現実の医療に必要な「アート」の要素がすっかり欠落してしまっているからです。

時代の流れとともに専門医が増えている

1990年代に診療ガイドラインが導入されてから十数年後、日本の医療界にまた新たなトレンドが生まれます。2002年に医療法が改正され、医師が自分の専門性をアピールするため、「専門医」の資格を広告することが可能になりました。その後、2014年に日本専門医機構が設立され、2018年から専門医制度が正式にスタートしたのです。

医療の歴史を振り返ってみると、医学の進歩は高度化、専門化、細分化の歴史でもありました。

私が外科を選択したのは、子どもの頃から手先が器用で、外科手術を行う外科医に憧れていたからですが、その頃すでに「外科医」というシンプルな名称はあまり聞かなくなっていました。大昔の医師は内科医とか外科医とか、診療科もごく大雑把でしたが、医学の高度化・専門化が進むにつれ、診療科も次第に細分化していったからです。「外科」からまず「整形外科」が独立し、「脳神経外科」が分派し、「形成外科」「泌尿器科」「産婦人科」が分かれました。そうして残ったのが私の入局した「一般外科」でしたが、そこからさらに「がん外科」が分かれました。今日では「がん外科」も細分化され、胃がん専門の外科、大腸がん専門の外科などが誕生しています。私自身はその後「乳腺外科」として独立し、今は乳がんの専門医として広く認知されるようになりました。

このような高度化、専門化は、医学に限らず、すべての学問領域で起きている共通の現象です。学問をより深く追究し、より高みを目指そうと思えば、学問の〝間口〟を狭めざるを得ません。「広く・浅く」から「狭く・深く」への進化です。どんなに優秀な人材であろうと、人間一人の能力には限界があるため、「広く・深く」を目指すのは得策ではありません。

こうした時代の大きな潮流の中で、日本の「専門医」も新たなステージに入りました。

日本専門医機構は、医師に「専門医」の資格を認定している一般社団法人です。この機構が設立されるまで、「専門医」の認定は医学会の各学会が行っていました。例えば、私は日本乳癌学会に認定された「乳腺専門医」ですが、学会ごとに認定基準が異なるなどしていたため、同一基準で専門医を認定するための第三者機関として日本専門医機構が生まれ、新たに「日本専門医機構認定専門医」という資格が設けられることになりました。この機構が認定している専門医の基本領域は次の19領域です。

●内科　●小児科　●皮膚科　●精神科　●外科　●整形外科　●産婦人科
●眼科　●耳鼻咽喉科　●泌尿器科　●脳神経外科　●放射線科　●麻酔科
●病理　●臨床検査　●救急科　●形成外科　●リハビリテーション科
●総合診療

専門医を認定する統一の制度が生まれたことで、2018年以降、多くの若手医師が「専門医」資格の取得を目指すようになりました。

「日本専門医機構認定専門医」の取得を目指す者は、医師国家試験合格後、2年間の臨床研修を終えてから、自分の目指す基本領域（診療科）の専門研修プログラムに参加することになります。そこで指導医の助言や指導を受けながら3〜5年の専門研修を修了し、基本領域ごとに実施される認定試験に合格すれば「専門医」と認定されます。この「専門医」は5年ごとに更新されます。

日本専門医機構認定専門医の資格を取得した者は、より専門性の高いサブスペシャル領域の専門医を目指せるようになります。日本専門医機構が認定するサブスペシャル領域は次の24領域です。

●消化器内科　●循環器内科　●呼吸器内科　●血液
●内分泌代謝・糖尿病内科　●脳神経内科　●腎臓　●膠原《こうげん》病・リウマチ内科
●消化器外科　●呼吸器外科　●心臓血管外科　●小児外科　●乳腺外科
●放射線診断　●放射線治療　●アレルギー　●感染症　●老年科　●腫瘍内科
●内分泌外科　●肝臓内科　●消化器内視鏡　●内分泌代謝内科　●糖尿病内科

それぞれの専門領域において医師がより深く学習し、専門性をさらに高めていくことは悪いことではありません。「専門化」は、人類が長い歴史において実践してきた「学び」の普遍的な流れだと思います。

ただし、行きすぎた「専門化」には警鐘を鳴らさなければなりません。

数年前、ある大学病院でＣＴ画像の見落としにより、患者が連続して死亡するという事例が発生しました。その際に病院側は「複数の医師が自身の専門領域だけに着目して診断したため、ほかの部位のがんを見落とした」と説明しました。一人の患者は炎症性腸疾患のCT画像に腎がんの所見があったにもかかわらず見落とされ、治療開始が4年以上遅れて亡くなりました。別の患者は皮膚悪性腫瘍のCT画像にあった肺がんの所見が見落とされ、治療が1年以上遅れて亡くなりました。それぞれ、自分の専門領域の器官にのみ注目し、専門外の器官に注意を払わなかったために起きたミスでした。木を見て森を見ずではありませんが、医師の行きすぎた「専門化」は、時にこうした医療過誤にもつながります。

スペシャリストたる前に、ジェネラリストたれ

もしかすると状況はもっと深刻なのかもしれません。

私は1996年に大学院博士課程を修了してから教育の現場から離れましたが、今でも医学教育に携わっている友人たちに話を聞くと、最近の医学生や研修医はとにかく専門医志向が強く、医師免許取得後は一様に「日本専門医機構認定専門医」を目指す傾向が強いとのことです。「専門医の資格さえ持っていれば安

泰だ」「とにかく取れる資格はすべて取っておきたい」という、資格マニア的な考え方を持つ若者も少なくないそうです。また、医師は基本的に小・中・高校時代に学力テストで高得点を取ってきた人が多いので、「医師」という〝トロフィー〟だけでなく、「専門医」という〝トロフィー〟も欲しくなるのかもしれません。

その結果、どんな現象が起きるのかというと、臨床医経験がほとんどないまま専門医の資格を取得してしまい、それ以降はごくごく狭い専門領域の中に閉じこもってしまうため、医師として半人前のまま、いつまでも成長しない人が増えていく恐れがあります。事実、急性虫垂炎（盲腸）の手術すらできない外科医が増えていると聞きました。私に言わせれば、盲腸の手術もできない外科医など、まったく使い物になりません。

ここで頭に思い浮かぶのは、巷間《こうかん》よく話題になる、スペシャリストとジェネラリストの対比論です。

医療界以外の人、つまり患者側が専門医を尊ぶ心理はよく分かります。自分が何かの疾病にかかったとき、その疾病専門の医師に診てもらいたいと願うのは当然のこと。なにしろ自分の生命と健康がかかっていますし、患者もおぼろげながら「医師の中にも、上手な人と下手な人がいる」と認識していて、「下手な医師よりは上手な医師、専門外の医師よりも専門の医師を受診したい」と漠然と思っているからです。2002年、日本の各学会が「専門医」を認定するようになったのは、患者側のそうした心理に応えるためのものでした。そして2018年からの日本専門医機構認定専門医制度のスタートは、患者側と医師側の双方を巻き込み、人々の専門医重視の志向をさらに加速させたわけです。

しかし、こうした動き、特に医療界の対応は、拙速のそしりを免れません。なぜなら、医師は本来ジェネラリストであるべきで、スペシャリストを目指すのは、ジェネラリストという基盤をしっかり築いてからの話だと思うからです。

国が医師を養成する過程は、今でもその流れにはなっています。大学医学部の6年間は、特定の領域に偏ることなく、内科学・外科学・小児科学・産科学をひととおり学びます。医師免許の国家試験でも、内科・外科・小児科・産科を中心に放射線科・皮膚科・眼科などの広い範囲から出題されます。しかし医師免許を取り、研修医を終えてしまうと、今は多くの医師が専門医を目指す専攻医となり、日本専門医機構の定めた専門研修プログラムに参加して、それ以降決められたレールの上のみを進んでいくことになります。今の時代、むしろジェネラリストの医師を目指すほうが難しい状況になっています。

そこで、私が若手の医師に強く推奨したいのが、最低2年間、救命救急の現場に身をおき、オールラウンドな即戦力を体得することです。こうした経験は必ず、医師として生きていくうえでこのうえない武器になるからです。

しかし残念ながら、適切な処置をしても救えなかった命はたくさんあります。その一方で、本当にたくさんの命を救いました。これは今でも私の誇りです。

私の人生において、あれほど濃密だった8年間はありません。そして救命救急の現場での経験は間違いなく私の財産になりました。あの経験があったからこそ、「病院勤務から独立して開業医になる」という決断を下せたと考えます。

「開業医になる」ことは、言い換えれば、「目の前の患者に対して全責任を負う」ことでもあります。例えば、ある乳がん患者に全身麻酔をかけて手術中に、造影剤によるアレルギー反応で血圧が急激にダウンしたり、重度のアナフィラキシー・ショックを起こしたりする可能性があります。また患者が入院中、心筋梗塞や脳出血を起こして突然倒れる可能性もあります（事実、21年間で数例ありました）。

医療の現場では、そんな予期せぬ緊急事態がいつ発生してもおかしくありません。そして個人クリニックの場合、たった一人の医師が単独で事態に対処するしかありません。

しかし、救命救急を8年間経験した私に、もう怖いものはありませんでした。担当する患者がどんなに危険な状態になっても、「自分なら絶対に見殺しにはしない」という自負がありました。その強い気持ちが、私の独立開業を後押ししたことは間違いありません。

事実、開業して21年間、私のクリニックで死亡した患者は数えるほどです。私は乳がん専門のスペシャリストであると同時に、救命救急で腕を磨いたジェネラリストでもあったからです。

スペシャリストたる前に、ジェネラリストたれ。この言葉をすべての医師に贈りたいと思います。

乳がん治療の実際の流れ

現在、私のクリニックでは全身麻酔による手術を年間約450件実施しています。そのうち98％は乳がんで、残り2％もやはり乳腺関連の疾患です。

乳がん治療に関心のある読者の方もいると思うので、私のクリニックで乳がんを治療する場合の診断の流れを紹介しておきます。

①乳がんにかかった人の初期症状は、乳房にしこりがある・違和感がある・ひきつれがある・乳首から出血がある・左右非対称など。こうした自覚症状があれば、保険診療の対象になります。また、乳がん検診や人間ドックでなんらかの異常を指摘され、検査を推奨された場合も私のクリニックのような乳腺外科外来を受診することになります。

初めて受診した人は、〝三種の神器〟によって乳がんがあるかどうかの検査を行います。

②まず、医師による視触診。乳房の形、左右の対称性、乳頭から出血や分泌物はないか、乳首がただれていないか、目で見てチェックしてから、両乳房をくまなく触り、しこりや痛いところがないか確認します。

③次に超音波（エコー）検査を行います。超音波を発するプローブという器具を乳房の皮膚に押し当て、乳房内の様子を見ます。

④その後、マンモグラフィという乳房専用のX線撮影装置を使った検査を行います。撮影台に乳房を載せ、上下方向や左右方向から板で強く圧迫しながら撮影します。板を強く密着させないとうまく撮影できないので、乳房に痛みを感じることもあります。

ただし、妊婦と遺伝性乳がん卵巣がん（HBOC）の遺伝子を持っている人にはマンモグラフィは撮りません。マンモグラフィはいわゆるX線撮影ですから、撮影すると、ごくわずかながら被曝《ひばく》します。日本では妊婦の被曝は避ける傾向にあり、HBOCの人は被曝ががん発症の引き金になるため、マンモグラフィは禁忌になります。

これら三種の神器による検査でなんの異常もなかった人は「乳がんではない」と診断され、検査は終了。一方、なんらかの異常が見られる人、はっきりとは分からないが乳がんではないと確証できない人は、次に細胞診や組織診といった病理検査を行います。

⑤細胞診には、穿刺《せんし》吸引細胞診、分泌液細胞診、捺印細胞診があります。穿刺吸引細胞診は、しこりなどが疑われる箇所に注射器のような細い針を刺して細胞を吸い取り、吸い取った細胞を病理検査にまわし、悪性腫瘍（がん）の細胞があるかどうかチェックします。同様に、分泌液細胞診は乳頭から分泌物が出ている場合はそれを取って調べます。捺印細胞診は、乳頭のびらんから細胞を取って調べます。ただ、これらの方法では採取できる細胞がごくわずかなため、正確な判定ができない可能性があります。

⑥細胞診でも乳がんの疑わしさが残った場合には、組織診を行います。針生検ともいいます。細胞診より太い針を使うため、局所麻酔してから行います。採取した細胞を病理医にまわす手順は細胞診と同じです。また、この時点で、ＭＲＩ検査やＣＴ検査を行うこともあります。

⑦以上の検査で「悪性腫瘍である」、すなわち「乳がん」と診断された場合は、医師と患者がよく話し合って、治療方針・治療方法・治療開始時期を決めていきます。治療方法には手術療法・薬物療法・放射線療法があります。ここから先は

患者の病状や家庭環境、社会環境、経済状況などによりケースバイケースで決まっていきます。

私がクリニックを開業して21年、乳がん治療と向き合ってきました。そしてこの21年間で、乳がん治療も確実に進歩しました。

格段の進歩を遂げたのが抗がん剤です。私の知る限り、乳がんに劇的な効果をもたらす4つの抗がん剤が登場しました。それがハーセプチン（一般名トラスツズマブ）、アバスチン（一般名ベバシズマブ）、ベージニオ（一般名アベマシクリブ）、イブランス（一般名パルボシクリブ）です。

とはいえ、この21年の経験で、ますます確信をもって言えることがあります。それは、「手術療法こそが乳がん治療の最良の方法である」ということです。近年は前述の画期的な抗がん剤も登場してきたため、早期乳がんでも薬物療法を選択する医師もいますが、抗がん剤は副作用があり全身に影響がでます。

乳がんは基本的に「局所」の病気であり、限られた部位（乳がんなら乳房）にしか病変は存在しません。そうであれば、局所の治療法が最も安全・確実なものになります。局所の治療法となると、手術療法か放射線療法になりますが、確実なのは手術療法です。例えば私のように乳がん手術に習熟している外科医なら、30分の手術でほぼすべてのがん細胞を取り除くことができます。そのため、私のクリニックにおける乳がんの治療法は、手術療法が第一選択になります。

ところが、局所の病気である乳がんも、発見が遅れるとリンパ節以外の別の部位、例えば肺、肝臓、骨髄などに遠隔転移しているケースがあります。そうなると、乳がんは局所の病気でなく、全身病になります。ステージでいえば、ステージ4の末期がんです。病変が全身に散らばってしまうと、手術で局所的に取り除くことができないため、薬物療法が第一選択になります。その際は、抗がん剤を適宜組み合わせて処方していきます。また、乳がんが全身病になっていても、ケースによっては、すべての大本である乳房の原発がんを手術で取り除く選択をするときもあります。

薬物療法は、補助療法としても使います。早期からステージ3までの、遠隔転移のない乳がんは手術が第一選択になりますが、原発がんを手術で取り除いても、CTに写らないレベルでどこかに転移している可能性もあります。そこで念のため、乳がん手術後に抗がん剤療法を追加することもあります。この追加療法で乳がんが再発するリスクを3分の1に減らすことができる、というデータもあります。

少し専門的な話になりますが、現在までに、乳がんには5つのタイプがあることが分かっています。これをサブタイプ分類といいます。具体的には、「ルミナルA」「ルミナルB」「ルミナルHER2」「HER2陽性」「トリプルネガティブ」の5つのタイプです。このうち、ルミナルAが全体の6割を占めます。そしてこのルミナルA以外の4タイプは、すべて補助療法＝抗がん剤追加の対象になります。またルミナルAタイプであってもリンパ節転移が認められれば補助療法が追加されます。リンパ節転移のないルミナルAはホルモン療法になります。

なお、国立がん研究センターが公表している乳がんの10年生存率は82・9％。一方、私のクリニックで治療した乳がん患者の10年生存率は95・2％です（2023年12月時点）。国立がん研究センターの数字より、かなり高くなっています。こうした点からも、私の乳がん治療法は間違っていないと、強く確信しています。医学の確実な進歩の時代を経ても、やはり早期発見・早期外科治療が最大の目標であります。

第5章

若き医師に告ぐ——
時代は変われど、医師の本質は変わらない

医師にとって重要なのは知性と、品性と、人間性と、感性

改めて、医師にとって重要な資質とは何かを考えてみました。

出典はよく分からないのですが、知性・品性・人間性に関して巷間よく言われる言葉があります。

何を話せるかが知性、何を話さないかが品性、どう伝えるかが人間性。

初めて聞いたとき、まさに医師に必要な資質を表す言葉だと感心しました。しかし私としては、ここにもう一つ、感性を加えたいと思います。

何を話せるかが知性、何を話さないかが品性、どう伝えるかが人間性、どう伝わったか思いやるのが感性。

この4つの資質は、医師が病気について患者に伝えるときに重要になります。

特に私の場合は乳がんの専門医ですから、患者に見つかったがんをこれからどのように治療していくのか話し合うとき、いつも心を砕いている部分でもあります。

知性についていえば、医師には絶対に必要な資質になります。例えば、乳がんの専門医の場合、乳がん治療に関する最新の知見を正確に把握し、理解し、頭に入れておく。さらには臨床研究のデータなどもしっかりチェックしたうえで、乳がんという難敵に立ち向かう。医師が持つべき最強の武器は、やはり知性です。

ただし、通り一遍の知性では話になりません。大学医学部に合格し、医師の国家試験に通るくらいのレベルでは全然足りないのです。一例を挙げれば、国家試験の合格レベルは毎年60〜70点くらい。しかし、問題全体の3割4割も間違えるようでは、ミスの許されない臨床の現場では活躍できません。私の経験からいえば、「テストで70点取れればいい」と安直に考えている医師は、患者に対しても70点くらいの医療しか提供できません。医師には患者の生命と健康を100%守り抜く責任があります。そのために、医師はもっともっと勉強して、ミスのないよう、知性を磨かなければいけないと思います。

もし、読者の中に現役の医学生がいるのなら、ぜひ伝えたいことがあります。それは大学時代の6年間、とにかく集中して勉強に励んでほしいということです。

多少自慢話になりますが、私は大学時代の6年間、真剣に勉強したと自負しています。今勉強することが将来的に、絶対に患者のためになると考えたからです。おかげでほとんどのテストは90点以上をキープし、学年上位で卒業しました。それでも、私は今、大学時代にもっと勉強しておけばよかったと後悔しています。

ただし、知性だけではもちろん、医師の仕事は務まりません。近い将来、画像診断などかなりの部分がAIに取って代わられるといわれていますが、極端な話をすれば、知識を振り回すだけならAIにもできます。むしろ知識量では、人間はAIに太刀打ちできないと思います。それでも、医師という仕事が完全にAIに置き換えられないのは、知性以外の部分もきわめて重要だからです。

「何を話さないかが品性」というのは、言い得て妙だと感心しました。医師は基本的に多くの情報を患者に開示しますが、なんでもかんでも開示しているわけではありません。「言わずもがな」の部分も当然あるし、患者にあえて秘しておいたほうがいい情報もあります。また、患者の立場からすれば、知りたくない情報もあるでしょう。もし、それを言うことで患者が治療に対して前向きになれないのであれば、医師はぐっとこらえて言葉をのみ込みます。正直にいうと、医師としては患者に話したほうが気が楽になることもあるのですが、そこは品性の力で思いとどまります。なお、ＡＩはもちろん、品性を持ちません。

私は幼い頃からごく普通の家庭に育ったので、上品で裕福そうな患者よりも、下世話で庶民的な患者のほうが話しやすいこともあります。もちろん、どちらかを贔屓《ひいき》することなどあり得ません。

しかし、残念ながら、社会的地位や名声や経済力によって患者を露骨に贔屓する医師もいます。普通の患者には高圧的に上から目線で接するのに、有名人や富裕層の患者にはまるで執事のように丁重に接する医師がいるのです。こんな卑しい医師を見たとき、品性の大切さを改めて実感します。

人間性は、やはり人間だけが持てるものです。

私は「医療は究極のサービス業」だと考えているので、人間性は特に重要視しています。医療というサービスを提供する側の医師と、提供される側の患者とは同じ人間同士、まったく対等の関係です。そしてお互いに一人の人間同士だと認識できれば、お互いが自然とリスペクトし合えるはずです。また、お互い人間同士だからこそ、思いやりを持ち合える。私のいう究極のサービスとは、実は思いやりなのだと考えています。

感性の重要性については、多くの医師が念頭においていないのではないかと思われます。私が感性を重視するのは、外科医だからかもしれません。外科手術を行うときの手技は一種のアートであり、きわめて感覚的なものです。「医療はサイエンスとアートで構成されている」が私の持論で、医療はサイエンスだけでは成立しません。微妙な人情の機微、直感や第六感、技量のうまい下手など、むしろ数値化できないアートの部分にこそ、医療はもっと着目すべきです。サイエンスだけで的確な医療が患者に提供できるなら、こんなに簡単なことはありません。医師と患者が共感し合える感性も含めて、今後の医療を考える際のキーワードにすべきだと考えます。

思い返してみると、私の医学生時代、医師に必要な資質について学んだことは一度もありませんでした。これまで、こうした精神論を学生に説くことは不要と考えられていたからかもしれません。しかし、AIや手術ロボットの実用化が進みつつある今日、「人間」としての医師のあり方を医療界全体でとらえ直す必要があると強く感じます。

若手医師には最低2年、救命救急の現場を経験してほしい

私は、若手医師の人たちに提案したいことがあります。確かに医療に関して高度で専門的な知識を学び、「専門医」の看板を掲げること自体は素晴らしいことです。しかし、いざというときに患者を見殺しにすることのないよう、臨床医として最低限の知識と技量を身につけておいてほしいのです。

そのために、なにも特別な学校や研修プログラムに参加する必要はありません。全国各地の救命救急センターで、救命救急医として勤務すればいいのです。わが国には大都市圏を中心に、三次救急の医療機関がいくつも存在し、そこでは日夜、患者の命を救う最後のとりでとして、救命救急センターが稼働しています。基本的にどのセンターも人手が足りていませんから、自分から「救命救急センターで働きたい」と申し出れば、比較的容易に勤務につけるはずです。そこでまず、救命救急医として働いてみるとよいと思います。最初は肉体的、精神的につらい思いをするかもしれませんが、やがて自らの手で患者の命を救うダイナミズムに大

きなやりがいを感じることになります。

医師という仕事はそもそも、患者の命を救うことが第一義であり、そこに医療行為の原点があります。その原点をしっかりと見直すことで、医療人として一回りも二回りも大きく成長できるはずです。その現場で最低2年の経験を積めば、どんな現場でどんな患者を任されても対応できる筋金入りの臨床医に成長します。そしてその経験は、医師を一生支え続ける、最強の武器になるのです。

独立開業を目指す人は、自分がどうすれば輝けるかを考えて

これから開業医を目指そうとしている若手医師の方はもし自分が開業医として成功したいと思うなら、「どうすれば自分が最も輝けるか」を第一に考える必要があります。後輩の医師たちや医学生が見て「先輩、かっこいい!」と憧れるような、魅力あふれる存在になってほしい。そうなるだけの自信がないなら、開業医を目指すのは諦めたほうがいいかもしれません。

私があえてこんなきつい言い方をするのは、生半可な気持ちで独立開業しても、

決して成功は望めないからです。

今、独立開業を考えている医師がいるとすれば、その人はおそらく、現状に少なからず不満を抱いているはずです。自分が今いる場所にこのままとどまっていても、いいことは一つもない。だったら、独立して開業したほうがいいのではないか。きっと、そんなふうに思っているかもしれません。二十数年前、私が独立開業を考え始めたときも、実はそういう思いを抱いていました。逆に、あの時の私が医師として順風満帆だったなら、独立開業など考えなかったかもしれません。

しかし、自分の境遇に対する不満から独立開業を考えても、それは現状からの逃避にすぎません。そんな後ろ向きの動機で新しいことを始めても、絶対にうまくいきません。だったら、今のうちに開業は諦めたほうがいいと思います。

私が私自身のそうした誤りに気づいたのは、私より先に独立開業していた、乳腺クリニック第一世代の５人の先輩医師に会いに行ってからです。５人の先輩は札幌、京都、金沢、高知、宮崎と全国のあちこちで開業していたので、直接会いに行くにはお金も時間もかかりましたが、５人が５人とも生き方がかっこよく、一挙手一投足がきらきら輝いて見えるほど魅力的で、会いに行って良かったと心から思いました。そんな先輩方との邂逅《かいこう》があったからこそ、私の中の独立開業したい気持ちが、「逃避」という後ろ向きのものから、「飛躍」という前向きなものへシフトチェンジしたのだと思います。5人の先輩を見て、「自分は今、こういう人たちの仲間になろうとしているのだから、自分の人生が間違っているはずはない」と確信しました。自分もあんなふうに輝きたいと気持ちが高ぶり、そこからすべてがうまく回り始めたように思います。

では、自分が輝くためにどうすればいいのか。ここでいう「輝き」は、地域一番の開業医になるとか、成功者としてテレビに出るとか、そんな大げさなことは想定していません。例えば、独立開業して収入が増え、妻が喜んでくれるとか、あるいは、独立開業して自由に使える時間が増え、趣味やライフワークを充実させられるとか、第三者から見て「たかが、そんなこと」と思うようなことであっても、それが自分の幸せや家族の幸せにつながるのなら、本人は十分きらきら輝けると思います。これから独立開業を考えている人は、自分にとってのプラスイメージを前面に押し出しながら行動すべきです。

尊敬できる師との出会いは一生の財産になる

独立開業を考えている若手医師にとって、尊敬できる師との出会いも非常に大切だと考えます。私はこれまでの六十数年の間に、心から尊敬できる成功者を何人も見てきました。大学院時代の恩師でがん治療の世界的権威、高橋俊雄先生。同じく恩師でがん研有明病院の院長を務めた山口俊晴先生。故人になりましたが、日本初の乳腺クリニックを開業した乳がん治療の先駆者、児玉 宏先生……。

このような先生方と親しくしているうちに、成功する人にはある共通点があることに気がつきました。人にやさしくて、素直で、何歳になっても愛すべき無邪気さを失っていないことです。うまい表現が見つかりませんが、例えば、良い意味で、なぜか憎めない悪ガキっぽさを残しているような感じです。皆さん、それなりに人生の荒波をくぐってきているはずですが、その割にはスレておらず、純粋な子どもっぽさを残しています。

人生で成功するために、そんなかわいらしさを体得しようと思っても、それは無理な話です。しかし、人として素直であること、人の発言を妙に裏読みしたりしないように自分に言い聞かせることは、努力すればできます。

そこで、ここではこんなアドバイスができるかもしれません。

私の人生は、何人かの恩師と巡り会えたことで、より幸せで実り多きものに変わりました。尊敬すべき師との出会いは、必ずや一生の財産になります。

もし、自分の人生の目標がまだしっかりと見定まっておらず、心から尊敬できる師も見つけられていないのであれば、まず自分にとっての人生の師を見つけることを最初の目標に決めてもいいかもしれません。生涯の師と出会うことができれば、これからの人生の糧となるようななんらかのヒントが受け取れ、また、恩師から貴重な教えや助言を得ることもできるはずです。

今、医療の現場で働いているなら、心のアンテナを少しだけ高くして、自分の身の回りを見渡すべきです。医療の現場にはつまらない人間もたくさんいますが、人生の方向を指し示してくれる、北極星のように輝いている人材が必ずどこかにいるはずです。身の回りでどうしても見つからなかったら、師と仰げる人と出会うために環境を変えてみるという手もあります。日本の医療界には素晴らしい人材がまだまだたくさんいますし、日本の医療界もまんざら捨てたものではないと私は思っています。読者の参考になれば幸いです。

おわりに

書籍執筆を終えた今も、相変わらず忙しい日々を送っています。私のクリニックの休診日は日曜と祝日。1年のうち3日以上連続して休めるのは、年末年始とゴールデンウィークの2回だけ。昨日は午前中だけで120人の患者を診察し、午後は全身麻酔のオペを5件実施しました。

私は今年65歳。看護師や患者から「毎日お忙しそうですが、お疲れではないですか」と、よく心配されます。しかし、心配ご無用。私は疲れを知りません。

37歳から44歳まで、救命救急の現場で8年間働いていました。そこは三次救急に指定された救命救急センターで、一日24時間一年365日、救急車を受け入れています。救急搬送されてくるのは、生命の危険のある重篤な患者ばかり。脳出血、脳梗塞、心筋梗塞、肺塞栓、大動脈解離、全身熱傷、交通事故による多発外傷……。1分1秒が患者の生死を分ける過酷な現場で、医師は常に神経を研ぎ澄まし、持てる知識と技量と経験を総動員して、目の前の命を守るため全身全霊で闘います。現場では医師も看護師も関係なく怒号が飛び交い、患者の家族は殺気だち、まさに戦場でした。些細なミスも許されないシビアな世界でしたが、自分の医師としての力量が毎回試される、やりがいのある職場でもありました。あの時のつらく苦しい経験があったからこそ、今の自分があるのだと自覚しています。

その後、勤務医だった病院から独立し、個人のクリニックを開業して21年。けっこういいトシになりましたが、今の私にできることはそれほど多くありません。コックさんのようにおいしい料理が作れるわけでもなければ、大工さんのように家を建てられるわけでもない。私にできるのは、患者に寄り添い、乳がんなどの病気を治療して、痛みと不安を取ってあげることだけ。それでも多くの患者が私のクリニックを選んでくれて、加藤に病気を診てもらいたいと、朝から行列を作って並んでくれる。こんなにありがたいことはありません。だから、私は疲れを知りません。

これまでの私の医師人生は、格闘の8年間とそれに続く感謝の21年間で構成されています。この29年の間に感じたこと、経験したことは決して少なくありませんが、今改めて思うのは、医療という究極のサービス業にこの身を投じることができ、本当に幸せだったということです。多くの恩師、同僚、患者に支えられ、助けられて、今日まで歩を進めてこられたのだと思います。そんな今まで関わったすべての人に感謝の意を伝えるため、そして21年前の私のような若手医師に開業医の心得を伝えるために、このたび拙い筆を執ることにしました。医療に対する私の思いを少しでも汲んでもらえれば、筆者としてこれ以上の喜びはありません。

毎朝8時55分になると、私は院長室のある階上から診察室のある1階に降りるため、一人でエレベーターに乗ります。所要時間は15秒。その間、自然と医師としてのスイッチが入り、必ずこう思うのです。「よし、今日もがんばって2ミリのがんを見つけるぞ」。

私はこのルーティンを21年間、毎朝続けてきました。きっと明日の朝も同じルーティンを続けていることでしょう。昨日より今日、今日より明日はきっといい日になる。だから、私は疲れません。

知人の医師から「よう儲かってるらしいな」とよく言われます。あるいは手術件数が少し地域で多いためか、県内で妬みや嫉《そね》みでありもしない陰口や悪口や診療妨害も行われています。これが医師であることを思うと正直同じ職業であることが情けない気持ちになります。おそらくそのような者たちに私の仕事は1カ月もできないと思いますし、妬まれるほど楽な職分ではありません。創造力と美学のない医師は残念ながら大切な品性を磨けずに来たのでしょうし、医師として重要な素直な思いやりが欠落しているのでしょう。若き医師たちには品性と感性を重んじて、患者に元気を与える輝いている医師になってほしいと思います。

加藤 誠（かとう まこと）

1959年三重県生まれ。京都府立医科大学卒業、京都府立医科大学大学院修了。医学博士(外科学)。がんの腫瘍免疫を応用したターゲット療法で学位を取得。1996年済生会滋賀県病院外科医長、1998年同病院外科副部長、2000年同病院救急部長兼任、2001年同病院乳腺胸部外科部長を経て、2003年滋賀県草津市に加藤乳腺クリニックを開業し、2012年には京都院を開院している。滋賀県初の乳腺クリニックである加藤乳腺クリニックは、2023年に開業20周年を迎えた。

若手医師時代は乳がんと救急救命の外科医を担当。触診で乳がんを発見する技量にたけていたため、済生会病院では主に乳がんの専門医として従事。1996年、乳腺内視鏡手術の技法を独自に開発し、以後28年間で4000件を超える患者に施術。2020年には乳がん手術件数が年間で400件に達し、開業から現在（2024年5月時点）までで5900件を超える。また、抗がん剤の副作用による脱毛を防ぐための頭皮冷却装置を2020年に国内で初めて導入している。

本書についての
ご意見・ご感想はコチラ

医師の職分
次代を担う若手医師へ伝えたいこと

2024年5月29日　第1刷発行

著　者　加藤 誠
発行人　久保田貴幸

発行元　株式会社 幻冬舎メディアコンサルティング
〒151-0051　東京都渋谷区千駄ヶ谷4-9-7
電話　03-5411-6440（編集）

発売元　株式会社 幻冬舎
〒151-0051　東京都渋谷区千駄ヶ谷4-9-7
電話　03-5411-6222（営業）

印刷・製本　中央精版印刷株式会社
装　丁　川嶋章浩

検印廃止

Printed in Japan
ISBN 978-4-344-94759-7 C0047
幻冬舎メディアコンサルティングＨＰ
https://www.gentosha-mc.com/